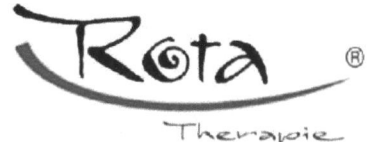

Rota ®

Therapie

Doris Bartel

Rotation
Nahrung für das Gehirn

Eine neurophysiologische Therapie
für die gesunde Tonusregulation

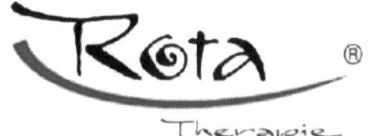

Bibliografische Information der Deutschen Nationalbibliothek
Die Deutsche Nationalbibliothek verzeichnet diese Publikation
in der Deutschen Nationalbibliografie; detaillierte bibliografische Daten
sind im Internet über www.dnb.de abrufbar.

Covergestaltung und Layout: Astrid Dreßler
Herstellung und Verlag: BoD – Books on Demand, Norderstedt

Inhalt

1   Einige Worte zuvor

Bei der Rota-Therapie handelt es sich um eine neurophysiologische Therapie, die von den Betroffenen
aktiv oder passiv im privaten Umfeld selbst zu Hause durchgeführt werden kann. Rotationsimpulse als
Nahrung für das Gehirn sind der Schwerpunkt dieser Therapie. Sie richtet sich sowohl an Säuglinge,
Babys und Kleinkinder als auch an ältere Kinder
und Erwachsene. Sie dient der Förderung der Mo-
torik, Haltung, Konzentration und Wohlbefinden.

Die Rota-Therapie behandelt Entwicklungsstörun-
gen und Behinderungen jeden Schweregrades an
der Ursache, sie behandelt neurologische und neurologisch bedingte orthopädische Krankheitsbilder
(Hüftdysplasie, Hüftluxation, Klumpfuß). Sie hilft
bei senso-motorischen Defiziten, die die Lebensfreude und –qualität erheblich beeinträchtigen können (Lernbehinderungen, körperliche Einschränkungen, Fehlstellungen von Gelenken, schlechter
Schlaf, Schmerzen, Konzentrationsstörungen und
Leistungseinbrüchen, u. ä.). Neben der Prophylaxe
im Sinne der „Körper-Muskel-Pflege" dient sie als
Entwicklungsbegleitung und Förderung im Säuglingsalter, zur Abwendung drohender spastischer
Behinderungen oder zur Erleichterung vegetativer
und körperlicher Symptome bei irreversiblen Schädigungen des Gehirns und eventuell eingetretener
Fixierung einer körperlichen Behinderung.

*Die Rotations-
bewegungen führen
zu einer gesunden
Tonusregulation.*

Durch natürliche Rotationsbewegungen im Körper und im Raum wird ein Spannungsausgleich
erreicht, der zur bestmöglichen Förderung der motorischen Entwicklung, der Haltung, der Wahrnehmung und der Konzentration dient.

Die Rota-Therapie vermittelt den Betroffenen oder den Eltern Eigenkompetenz, die erlernten Übungen selbst zu Hause durchzuführen. Neben den täglichen Rotationsimpulsen, die anhand eines Übungsablaufes durchgeführt werden, gilt es ebenso Impulse im Alltag umzusetzen.

In diesem Buch werden Zusammenhänge zwischen der motorischen Entwicklung vom Neugeborenen zum Krabbelkind und möglichen, im späteren Leben auftretenden körperlichen Beschwerden, Beeinträchtigungen, Krankheiten oder Behinderungen aufgezeigt. Ebenso werden Zusammenhänge zur späteren Lern- und Konzentrationsfähigkeit des Schulkindes und des Erwachsenen hergestellt sowie die Auswirkungen auf die emotional-soziale Situation in der Familie und dem gesellschaftlichen Umfeld. (Kindergarten, Schule, Arbeitsplatz) beschrieben.

Der Ablauf der motorischen und der daran gekoppelten Wahrnehmungsentwicklung mit ihren Auswirkungen auf alle Lebensbereiche hat auf die individuelle Lebensqualität einen großen Einfluss.

Nicht jedes Anzeichen einer belasteten senso-motorischen Entwicklung muss sofort und unbedingt therapiert werden. Es braucht fundiertes fachliches Hintergrundwissen und die Zusammenschau der gesamten Lebenssituation, um über die Notwendigkeit und auch die Intensität einer Therapie mit dem je individuellen und realistischen Ziel entscheiden zu können. Leidet ein Mensch an Symptomen und den daraus resultierenden möglichen Defiziten durch eine belastete motorische/tonische Entwicklung, ist es ein Segen über Erkenntnisse zu verfügen diese Symptome einordnen und mit einer adäquaten Therapie helfen zu können.

Eine belastete motorische Entwicklung kann u. a. das Lernen und die Konzentration erheblich beeinträchtigen. Wenn dieser Zusammenhang durch sorgfältige Anamnese und medizinischen Befund erkannt wird, kann durch die Maßnahmen der Rota-Therapie an der Ursache gut geholfen werden. Sie bringen Hilfe zur Selbsthilfe. Wie noch oft im Text betont werden wird: Es braucht über einen gewissen Zeitraum das tägliche Üben und die Umsetzung einiger den Alltag entlastender Maßnahmen!

> *„Es ist nicht genug, zu wissen,*
> *man muß auch anwenden;*
> *es ist nicht genug, zu wollen,*
> *man muß auch tun!"*
> *(J. W. v. Goethe)*

Ein zentraler Aspekt der Rota-Therapie liegt im Zusammenspiel von Gehirnentwicklung und Körper-Rotation: Die Tonusregulation – die Regulation der Körperspannung – durch das Gehirn lässt sich durch Rotationsimpulse des Körpers positiv beeinflussen. Am nachhaltigsten dann, wenn eine Störung rechtzeitig erkannt und angemessen behandelt wird. Gleich, ob eine Grundhypotonie oder Grundhypertonie (s. Kapitel 2.2) vorliegt, d. h. ob die Körperspannung zu niedrig oder zu hoch ist.

Rotation reguliert die Körperspannung.

Die unmittelbare Wirkung von Körperrotation auf die Gehirnaktivität konnte im Jahre 2002 in Zusammenarbeit mit dem Institut für Kommunikation und Gehirnforschung in Stuttgart (Leiter: Günter Haffelder, www.haffelder.de) im EEG graphisch dargestellt werden. Es wurden in einem EEG-spektralanalytischen Messverfahren die Aktivitäten der Hirnhemisphären in zwei verschiedenen Körperhaltungen dargestellt.

Das EEG wurde zum einen abgeleitet, während der Mensch angelehnt in einem Sessel saß und zum anderen während der Mensch in einer starken Rotation des Körpers auf dem Boden lag (Verdrehung der Schulter- gegen die Beckenachse). Bei der Gegenüberstellung im Chronospektrogramm konnte gezeigt werden, dass beide Gehirnhemisphären in eine geordnete, ruhige und strukturierte Aktivität kamen, während der Körper in der Rotation lag. Es zeigte sich eine direkte Wirkung auf die Gehirnaktivität. Hier bietet sich ein Ansatz weiter zu forschen und dem Geheimnis dieses Wirkmechanismus näher zu kommen.

Die Symptome und Krankheitsbilder, die durch die Rota-Therapie behandelt werden können, sind in jedem Alter so vielfältig und unterschiedlich ausgeprägt, dass es den Rahmen und auch die Intention des Buches sprengen würde hier angemessene und jeweils mögliche therapeutische Übungen und Maßnahmen aufzuzeigen. Diese können nur individuell je nach Alter, Betroffenheit und Lebenssituation erarbeitet und zusammengestellt werden.

Konkrete entwicklungsbegleitende und prophylaktische Maßnahmen im Alltag für die Kindergarten- und Schulkinder finden Sie in den Kapiteln 6.1 bis 6.3. Diese Empfehlungen sind in jedem Fall zusätzlich zu konkreten therapeutischen Übungen im Alltag als Unterstützung angezeigt und können sofort umgesetzt werden.

Sie finden in diesen Kapiteln auch praktische Anregungen und Abbildungen für den Umgang mit
einem Säugling im Alltag. Auch diese Maßnahmen
können Sie sofort umsetzen. Sie sind für jeden Säugling bequem, entwicklungsfördernd und in den Alltag unkompliziert ohne zusätzlichen Zeitaufwand
zu integrieren.

Alle aufgezeigten Einflussmöglichkeiten basieren
nicht auf theoretischen Überlegungen, sondern auf
einer über 35-jährigen praktischen Arbeit. In diesen
zurückliegenden Jahren der Berufserfahrung habe
ich mit ungezählten großen und kleinen Patienten
und ihren Familien gearbeitet und mit ihnen gemeinsam gute Entwicklungsfortschritte beobachtet
und erlebt.

So gilt an dieser Stelle mein Dank den vielen Menschen, die ich in den zurückliegenden Jahren beglei-
ten und beraten konnte. Durch Rückmeldungen von
guten Erfahrungen sowie von Schwierigkeiten in
der Umsetzung therapeutischer Forderungen habe
ich viel gelernt und mich in diesen Begegnungen
sowohl in fachlicher Reflexion als auch persönlich
weiterentwickelt.

Wertvoll waren für mich Erfahrungen, in denen ich
in Familien mit von Behinderung bedrohter Kinder
über viele Stunden, Tage, ja Wochen „therapeutischen Alltag" mitleben und gestalten konnte. Besonders diese Erfahrungen haben eine große Ausstrahlung auf nachfolgende Therapiesituationen. Vielen
Dank an alle Familien und Patienten für das große
Vertrauen, das ich oft als „Vorschuss" bekam, und
die gegenseitige Bereicherung, die wir nicht nur auf
medizinischer Ebene miteinander hatten und haben.

Seit einigen Jahren gebe ich mein Wissen und die vielen praktischen Erfahrungen in Seminaren an Fachtherapeuten weiter.

Eine Liste der ausgebildeten Rota-Therapeutinnen und Therapeuten finden Sie auf der Homepage www.rota-therapie.de. Auch sind inzwischen die ersten Lehrtherapeutinnen ausgebildet, die meine Arbeit mit großem Engagement und Enthusiasmus weiterführen.

Vielfältige Weiterbildungsaktivitäten werden angeboten.

Ebenso gibt es sogenannte „Helfer-Seminare". Hier wird Hintergrundwissen über Zusammenhänge von tonischer Belastung und Verhaltens- oder Lernproblemen an Menschen weitergegeben, die in den verschiedensten beruflichen Zusammenhängen in der Betreuung und/oder Förderung mit Kindern arbeiten. Ebenso werden praktische Maßnahmen zur Prophylaxe und positiven Beeinflussung von leichten Belastungen gelehrt, die dann in den je eigenen beruflichen Zusammenhang integriert werden können.

Es gibt Angebote zur Weiterbildung für Hebammen, die der Mutter und den Familien viele Maßnahmen im Sinne der physiologischen Entwicklungsbegleitung von Geburt an für den Umgang mit dem Säugling lehren können.

Es ist mir und meinen Nachfolgerinnen wichtig, breite Aufklärung über das Aussehen und die Auswirkungen persistierender frühkindlicher Reflexe und allgemeiner Tonusbelastungen zu betreiben, damit erste kleine Auffälligkeiten frühzeitig erkannt werden und korrigierend Einfluss genommen werden kann.

Sie werden in den verschiedenen Kapiteln zum Teil gleiche Gedankengänge wiederholt finden. Es sollen sich so beim Lesen wichtige Grundsätze besser einprägen.

1.1 An wen sich das Buch richtet

Das Buch richtet sich an Ärzte, Therapeuten und auch medizinische Laien, die sich beruflich, über die eigene Betroffenheit oder die Betroffenheit eines Kindes mit dem Thema der zentralen und zerebralen Symptomenbelastungen und Behinderungen beschäftigen. Auch Lehrerinnen und Erzieherinnen werden spannende Zusammenhänge zwischen der Qualität der senso-motorischen Entwicklung des Säuglings bzw. Kleinkindes und der späteren Konzentrations- und Lernfähigkeit erkennen lernen.

Zu all diesen Bereichen gibt es viele Anregungen mit Text und Bild, wie im Sinne der Prophylaxe – der guten Entwicklungsbegleitung – und bei leichteren Belastungen unterstützende Impulse in den Alltag integriert werden können. Auch in der Schule (Kapitel 6).

Wie oben schon erwähnt, finden Sie in diesem Buch keine praktischen Anleitungen mit Fotos von therapeutischen Übungen. Bei stärkeren Belastungen oder gar Behinderungen muss auf die jeweilige individuelle Situation des Menschen so detailliert eingegangen werden, dass es unmöglich ist alle Variationen der Einflussnahme über therapeutische Übungen und Maßnahmen aufzuzeigen. Was für den einen Menschen gut und förderlich ist, kann für den nächsten gerade falsch und überfordernd sein.

Es braucht dann die Anleitung und Erarbeitung eines Übungsprogramms und der Alltagsgestaltung in der persönlichen Begegnung.

Da das Buch auch für medizinische Laien interessant sein soll, habe ich in der Regel auf lateinisch-medizinische Begriffe verzichtet. Dem Inhalt mit seinen spannenden Ausstrahlungen in alle Lebensbereiche sowohl bei leichter Betroffenheit als auch bei schweren Behinderungen tut das keinen Abbruch.

Eine Funktion, die nicht möglich ist, wird nicht geübt.

Durch die aufgezeigten Zusammenhänge wird gut nachvollziehbar, warum in der Rota-Therapie in manchen Bereichen ein Therapiegedanke wichtig ist, der zunächst einmal fremd erscheint. Das bezieht sich besonders auf das Prinzip der Rota-Therapie: **Keine Funktion üben, die nicht möglich ist.** Bezogen auf Grund- und Meilensteinfunktionen. (Kapitel 2.1.1)

Also konkret: Krabbeln (oder rollen, stützen, sitzen, stehen und gehen) wird **nicht** geübt, wenn es nicht spontan kommt. Das Argument: „Wie soll das Kind es denn lernen, wenn du es nicht übst?" ist in diesem Zusammenhang falsch. Dieses Argument stimmt nur dann, wenn ich z. B. Klavierspielen lernen will. Das muss ich üben. Nicht aber das Krabbeln.

Desweiteren gilt in der Rota-Therapie, wenn in der Entwicklung Verzögerungen und Defizite auftauchen: Zunächst die feinmotorischen Möglichkeiten fördern und sich entwickeln helfen. Das betrifft die Augen-, Mund-, und Handfunktion, die für die Kommunikation wertvoll sind. **Später erst** werden die grobmotorischen Möglichkeiten so weit unterstützt, dass sie nicht auf Kosten der feinmotorischen gehen – denn diese sind für die Lebensqualität wertvoller. Mehr dazu in den folgenden Kapiteln. Lassen Sie sich auf diesen Gedanken einmal ein.

1.2 Die Entwicklung zur Rota-Therapie

Nach meiner Ausbildung zur Physiotherapeutin habe ich in verschiedenen Kliniken und Praxen gearbeitet. Im Verlauf der Arbeitsjahre habe ich Kurse und Seminare in unterschiedlichen neurophysiologischen Therapieformen besucht und damit meine eigenen praktischen Erfahrungen und Beobachtungen gemacht.

Neurophysiologische Therapien nehmen über die spezielle aktive als auch passive Bewegung und Lagerung des Körpers Einfluss auf die Koordination und Regulation des Gehirns. Es kommt durch die therapeutischen Impulse zu ausgleichenden Veränderungen des Tonus und dadurch der motorischen – als auch vegetativen Funktionen. Die ersten, die solche Zusammenhänge beobachteten und therapeutisch nutzten war das Ehepaar Berta und Karel Bobath in den 1940er bis 1950er Jahren. Die differenzierte Entwicklung verschiedenster Therapie-Maßnahmen basiert auf der fortlaufenden Beobachtung von Reaktionen auf die therapeutischen Aktivitäten und führt aufgrund jeweils individueller Erfahrungen von Therapeuten zu den heute unterschiedlichen sogenannte neurophysiologischen Therapieformen. So auch die Rota-Therapie.

Aus den Reflexionen und besonders auch Rückmeldungen von Patienten und Eltern meiner Anwendung von therapeutischen Impulsen und Techniken haben sich dann im Laufe der Jahre für mich bestimmte Schwerpunkte in der Arbeit herausgebildet. Hierzu gehört neben den direkten speziellen therapeutischen Übungen besonders die gute Alltagsgestaltung. Sie kann den Therapieerfolg entscheidend beeinflussen!

Immer auf der Grundlage sowohl der medizinisch neurophysiologischen Zusammenhänge von Krankheitssymptomen und Beschwerdebildern – dazu gehören auch und besonders orthopädische –, als auch der sozialen und familiären Lebenssituation des Patienten.

1.3 Die charakteristischen Merkmale der Rota-Therapie

Zunächst wird eine ausführliche Anamnese und Befunderhebung durchgeführt. Die Erwartungen des Patienten oder der Eltern für Ihre Kinder werden erfragt und für das angestrebte Behandlungsziel berücksichtigt bzw. eventuell auch gemäß der Situation korrigiert.

Die gestellte Diagnose oder die beobachtete Symptomatik wird gemeinsam angeschaut und eingeordnet. Es werden gegebenenfalls Zusammenhänge von Belastungen zu anderen Lebenssituationen aufgezeigt und hergestellt.

Es erfolgt eine individuelle Anleitung und Einweisung in die therapeutischen Maßnahmen. Das sind einerseits bestimmte Körperübungen, die je nach Situation und Alter beim Säugling oder schwerbehinderten Patienten passiv, aktiv unterstützt oder aktiv zu Hause durchgeführt werden. Diese Anleitungen dienen immer der langfristigen selbstständigen Durchführung zu Hause. Es kommt nicht zu den sonst üblichen wochen- oder monatelangen regelmäßigen Terminen in der Praxis. Gerade für die Eltern betroffener Kinder ist das eine Entlastung. Die notwendigen Übungszeiten können zu Hause in den Ablauf des Alltags zeitlich so eingefügt werden, dass sie sich dem Tagesrhythmus anpassen lassen und nicht dem Terminkalender der Praxis folgen müssen.

Es wird ein individuelles Therapieprogramm für das tägliche Üben zu Hause erarbeitet.

Bei den praktischen Übungen gilt das wichtige Prinzip: **Was nicht geht, wird nicht geübt.** Wenn es also zu einer senso-motorischen Entwicklungsverzögerung oder Störung gekommen ist, wird nicht mit und an diesem „Mangel" therapeutisch gearbeitet. Das therapeutische Bemühen liegt immer darin, an der Ursache zu helfen, damit nach den vorhandenen Möglichkeiten eine adäquate Funktion und Entwicklungsstufe erreicht werden kann. Auf dieses Prinzip wird in den folgenden Kapiteln noch detaillierter eingegangen.

Die beratende Begleitung – besonders in der ersten Zeit – findet über Telefon- oder E-Mailkontakt statt. Die Häufigkeit und Frequenz von persönlichen Terminen in der Praxis richtet sich danach, wie gut zu Hause die Umsetzung des Erlernten klappt. Nach den zu erwartenden Fortschritten in der Entwicklung und Veränderung der Symptomatik, werden in bestimmten Zeitintervallen weiterführende therapeutische Maßnahmen im direkten Kontakt erarbeitet.

Das Ziel ist, den Patienten und Eltern eine hohe **Eigenkompetenz** zu vermitteln. Das geschieht über detaillierte Hintergrundinformationen und Aufklärung über die individuelle Situation.

Zu diesem Thema „Stärkung der Elternkompetenz in Schwangerschaft und früher Kindheit" hat

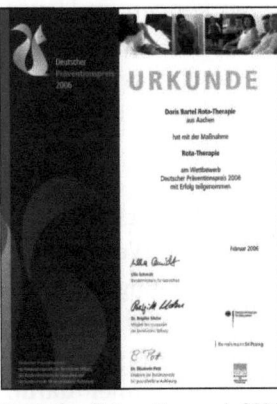

die Rota-Therapie mit Erfolg am „Deutschen Präventionspreis 2006" teilgenommen. Dieser wird mit wechselnden Themen jährlich ausgeschrieben vom Bundesministerium für Gesundheit, der Bundeszentrale für gesundheitliche Aufklärung und der Bertelsmann-Stiftung.

Deutscher Präventionspreis 2006

Mundmotorische therapeutische Impulse werden immer in die Maßnahmen mit einbezogen. (s. hierzu Kapitel 2.8)

Die Alltagsgestaltung ist ein wichtiger Bestandteil des Therapiekonzeptes.

Nach Notwendigkeit der Symptome und des Therapiezieles gehört eine angepasste Alltags- und gegebenenfalls Arbeits- und Freizeitgestaltung in die therapeutische Beratung. Die Umsetzung dieser Maßnahmen kann bei entsprechender Symptomatik ausschlaggebend für den Therapieerfolg sein!

Je nach Lebenssituation werden Familienmitglieder, Betreuerinnen und/oder Pädagogen in Kindergarten oder Schule sowie Pflegepersonal in die erforderlichen therapeutischen Maßnahmen eingewiesen.

Alle Maßnahmen werden direkt unter Anleitung eingeübt, bei Bedarf auch in der häuslich familiären Umgebung, in Kindergarten oder Schule.

Bei Bedarf und Notwendigkeit werden **Intensivtherapiewochen** angeboten und durchgeführt. Das bedeutet, dass über einen Zeitraum von ein oder zwei Wochen alle therapeutischen Maßnahmen über mehrere Stunden am Tag von qualifizierten Rota-Therapeutinnen durchgeführt werden. Dies ist auch als Hausbehandlung möglich. Die Intensivtherapiewoche ist dann zu empfehlen, wenn ein schwereres Symptomenbild vorliegt und es gilt, eine Fixierung von pathologischen tonischen Mustern oder einen Entwicklungsstillstand zu verhindern. Es soll ein bestmögliches Entwicklungspotential herausgearbeitet werden, welches dann im weiteren Verlauf durch im Alltag reduzierten zeitlichen Therapieaufwand zu halten ist.

Intensivtherapiewochen sind bei Bedarf und nach Absprache möglich.

Ebenso sind solche Wochen als „Atempause" für die Eltern gedacht, die sich Erholung von dem zum Teil körperlich als auch emotional extrem fordernden Alltag mit einem schwer betroffenen Kind oder Angehörigen gönnen sollen.

2 Hintergrund

2.1 Die motorische Entwicklung vom Neugeborenen bis zum Krabbelkind

Die Entwicklung der sogenannten „Meilensteine" – das sind die Etappen der motorischen Entwicklung – läuft nach einem immer gleichen, jedem Menschen angeborenen Muster ab. Es ist ein genetisches Programm, welches sich entsprechend der fortschreitenden Gehirnreife abspult.

Vergleichbar mit der intrauterinen Entwicklung: Nach der Vereinigung der Ei- und Samenzelle bei der Befruchtung beginnen die Zellen sich zu teilen und zu differenzieren, bis der ganze Körper ausgereift ist. Dieses intrauterine Wachsen des Menschen ist immer gleich, immer mit den gleichen Mustern und in den gleichen Zeiträumen.

Ähnlich verhält es sich mit der motorischen Entwicklung, die abhängig ist von der nach der Geburt noch abzuschließenden Reife des Gehirns. Das Gehirn mit dem Nervensystem ist das einzige Organsystem, welches bei der Geburt noch nicht fertig entwickelt ist. Es befindet sich in einem noch unreifen Entwicklungsstadium:

Um die Nervenbahnen, die vom Gehirn in den Körper führen, entwickelt sich noch eine schützende Hülle – die Myelin-Schicht oder auch Markscheide genannt. Dieses „Isoliergewebe" ermöglicht erst nach vollendeter Ausreifung die gezielte, differenzierte, willentliche fein- als auch grobmotor-

Die vollendete Reife der Markscheide der Nervenbahnen ist für die motorische Entwicklung notwendig.

23

ische Bewegung. Aufgrund dieser unvollendeten Gehirnreife bewegt sich der kleine Säugling zunächst undifferenziert in sogenannten Massenbewegungen, auch „general movements" genannt. Sie kennen das vielleicht: Ein kleiner Säugling freut sich und der ganze Körper wackelt und zappelt. Erst im Laufe der Monate können die Bewegungen differenzierter und der Situation angemessen sinnvoll und zielgerichtet ausgeführt werden.

Die ersten motorischen Aktionen des Säuglings erfolgen über unkoordinierte Bewegungsmuster. In den ersten Lebensmonaten sind bestimmte Primitivreflexe physiologisch und auslösbar, als Zeichen dafür, dass das Gehirn auf einer primitiven – noch unreifen – Ebene funktioniert. Im Verlauf der weiteren Entwicklung bilden sich diese Reflexe zurück und so wird willkürliche, gezielte und koordinierte Bewegung möglich. Auf einige dieser Primitivreflexe wird in Kapitel 2.1.4 detaillierter eingegangen.

Wie weiter oben schon angeführt, läuft diese Reifeentwicklung nach einem Schema ab, welches genetisch in jedem Menschen angelegt ist. Vergleichbar mit der intrauterinen Entwicklung, die sich bei jedem Menschen gleich, nach dem genetisch angelegten „Programm" abspult.

Die zwingend notwendige Nahrung für das Gehirn ist: die Rotation!

Allerdings: Damit sich dieses **innere** Programm – dieser Plan – abspulen kann, braucht es zwingend notwendige **äußere** Bedingungen, ohne die dieser Plan sich nicht entwickeln würde. Diese äußeren Bedingungen für das intrauterine Wachstum sind die Zufuhr von sowohl körperlicher Nahrung (über die Nabelschnur) als auch emotionaler Zuwendung für den wachsenden Menschen.

Vergleichbar damit braucht es auch für das Abspulen des inneren Plans für die motorische Entwicklung zwingend notwendige **äußere** Bedingungen. Also im übertragenen Sinn „Nahrung für das Gehirn".

Das ist die – zunächst passive – Erfahrung von Rotation des Körpers.

Konkret heißt das: Zum einen die Rotation um die drei Körperachsen im Raum und zum anderen die Verdrehung von Schulter- gegen Beckengürtel (Rotation der Wirbelsäule).

Rotation um die Körperachsen im Raum und Rotation der Wirbelsäule.

Die Körperachsen im Raum sind:

• die Längsachse

• die Querachse

• die Vorder-Hinterachse

Die passiven Rotations-Impulse erfährt das Kind als Neugeborenes im täglichen Umgang. Es wird auf die eine Seite gelegt, dann auf die andere. Einmal liegt es auf dem Rücken, dann wieder auf dem Bauch. Es wird im rechten Arm getragen und im linken usw.

Die Rotation um die Körperachsen muss nicht komplett erfahren werden. Es genügt, wenn die Achsen „angesprochen" sind. Sie müssen also mit Ihrem Baby keine Purzelbäume machen um die Körperquerachse anzusprechen. Dafür genügt z.B. das Po-Heben auf dem Wickeltisch oder die Lagerung in einem kuscheligen „Nest". (s. Kapitel 6.2.5)

Hieraus ergibt sich ein wirklich wichtiger Aspekt für den Alltag mit dem kleinen Säugling: Tragen Sie Ihr Kind im Arm am Körper und nicht das Kind im Maxi-Cosi (Durchaus auch mit Tragehilfe am Körper. S. hierzu Kapitel 6.2.4).

Zusätzlich zu dem Aspekt Rotationserfahrung als Impuls zur Unterstützung der motorischen Entwicklung bekommt das Kind die nicht minder wichtige „Nahrung" der emotionalen liebkosenden Zuwendung!

Später, entsprechend der voranschreitenden Gehirnreife und der abnehmenden Reaktionen der Primitivreflexe werden die Rotationen mehr und mehr vom Säugling gezielt aktiv und differenzierter durchgeführt.

Wenn alle Bedingungen stimmen und es keine Störfaktoren gibt, sieht der Ablauf der Meilensteine wie folgt aus:

2.1.1 Meilensteine der Entwicklung im ersten Lebensjahr

6. Lebenswoche	**Kopfkontrolle beginnt** sich zu entwickeln. (dazu mehr in Kapitel 2.4)
3. Lebensmonat	**Unterarmstütz** aus der Bauchlage mit geöffneten Händen.
4. Lebensmonat	Drehen vom **Bauch auf den Rücken**. In Rückenlage beginnt der diagonale Augen-Hände-Fuß-Mund-Kontakt. (sehr wichtiger Meilenstein, s. dazu Kapitel 2.1.2)
5. Lebensmonat	Drehen vom **Rücken auf den Bauch**. In Folge gezieltes **Rollen** im Raum.
6. Lebensmonat	Beginn vom **Vierfüßlerstand**: Stehen auf Knien und Händen, wie zum Krabbeln. Vor- und zurückwippen, dadurch weiterer Erwerb und Sicherheit des Gleichgewichts.

7. Lebensmonat	Sitzen im **Seitsitz**: aus dem Vierfüßlerstand und auch aus der Bauchlage über die Seitlage. Hände sind noch aufgestützt.
8. Lebensmonat	**Krabbeln** beginnt. Es ist die anspruchsvollste Form der koordinierten Fortbewegung des Menschen. Die Reife der Kopfkontrolle ist nun abgeschlossen. (s. dazu Kapitel 2.4)
9. Lebensmonat	Freies **Sitzen** ohne Hilfe.
10. – 12. Lebensmonat	Aktives **Stehen**. Zunächst noch mit Festhalten an einem Gegenstand, von da aus zum seitlichen und später zum **freien Gehen**.

Der Ablauf der motorischen und der daran gekoppelten Wahrnehmungsentwicklung mit ihren Auswirkungen auf alle Lebensbereiche hat auf die individuelle Lebensqualität einen großen Einfluss. Sie ist dafür jedoch bei weitem nicht letztlich entscheidend. Sinnvolles und zufriedenes Leben gelingt nur in der Beziehung zu anderen Menschen, in dem Bewusstsein, hineingenommen zu sein in eine Gemeinschaft und darin Anerkennung zu finden. Mit dem, wie ich bin und was ich bin. Nur hier kann ein Mensch mit allen Stärken und Schwächen, in welcher Hinsicht auch immer, erfülltes Leben erfahren.

Sinnvolles und glückliches Leben braucht Anerkennung und die Beziehung zu anderen Menschen.

Nicht jedes Anzeichen einer belasteten senso-motorischen Entwicklung muss sofort und unbedingt therapiert werden. Es gilt alle Entwicklungsparameter und Umstände zu berücksichtigen. Und wie immer im Leben:

Es gibt physiologischen Spielraum.

Jeder Mensch hat Potential, geringe Belastungen zu kompensieren. Kommt es zu einer erheblichen Verzögerung in dieser Entwicklung oder aber zu unphysiologischen Bewegungsmustern (z. B. Be-

Leichte Belastungen können kompensiert werden.

wegungsabläufe mit Überstreckung, die nicht rund und fließend sind), liegt das in der Regel an zu stark reagierenden Primitivreflexen oder daran, dass sie über die physiologische Zeitspanne hinaus aktiv sind. Jetzt werden sie zum „Störfaktor".

Um diesen Zusammenhang aufzuzeigen stelle ich im Abschnitt 2.1.4 einige Primitivreflexe mit ihren Wirkmechanismen vor.

2.1.2 Der diagonale Augen-Hände-Fuß-Mund-Kontakt

Berührung oder Bewegung über die Körpermitte fördert die Gehirnreife.

Dieser Meilenstein von ungemein wichtiger Bedeutung muss herausgehoben werden. Die normalerweise spontan auftretende Aktivität ist für die sensorische, motorische sowie geistige Entwicklung von fundamentaler Bedeutung. Der „diagonale Augen-Hände-Fuß-Mund-Kontakt" (abgekürzt: DAHFM).

Diese intensive Phase beginnt, wenn sich das Kind alleine in die Rückenlage drehen kann, also zwischen dem 4. und 5. Lebensmonat.

Vollendeter DAHFM-Kontakt bedeutet, dass das Kind mit beiden Händen bewusst zu einem Fuß greift, ihn anschaut und in den Mund nimmt. Einmal den rechten, ein andermal den linken, ohne eine Seite zu bevorzugen. Der Fuß bleibt einige Monate interessant. Er ist ein unersetzlich kostbares „Spielzeug". Indem der Fuß täglich viele Male **mit allen Sinnen** „begriffen" wird, wird er immer differenzierter wahrgenommen.

Dazu muss der Fuß selbstverständlich **barfuß** sein! Es muss wirklich der Fuß und nicht der Strumpf „begriffen" werden (s. dazu auch Kapitel 6.2.2).

Die Füße sind unglaublich sensible Körperteile, was wir, die wir fast immer Strümpfe und Schuhe anhaben, gar nicht mehr wissen. Da wir die Wahrnehmungsqualitäten und feinsten Bewegungsmöglichkeiten nicht mehr gebrauchen, gehen diese Qualitäten und Fähigkeiten immer mehr verloren. Werden sie hingegen genutzt und angeregt, bedeutet das auch eine intensive Anregung für die Gehirnentwicklung. Wir haben eigentlich von den angeborenen Möglichkeiten her „Fingerspitzengefühl" in den Füßen. Leider lassen wir diese Qualitäten verkümmern durch Nichtbenutzung.

Die Füße sind ein wertvolles Spielzeug.

Geben Sie Ihrem Baby und Ihren Kindern diese Erfahrungsmöglichkeiten zurück! Lassen Sie es barfuß, dort wo die Füße nicht vor äußerer Kälte, Schmutz oder Verletzungsgefahr geschützt werden müssen.

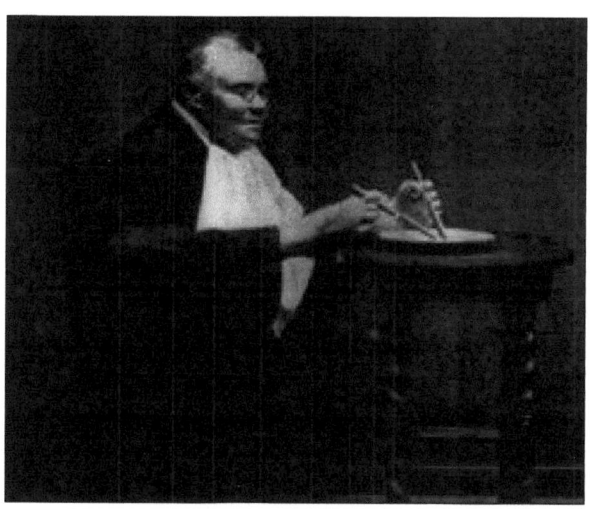

Ganz im Ernst: Hätten Sie auf den ersten Blick erkannt, dass dieser Mann mit den Füßen und mit Stäbchen isst? So filigran könnten auch unsere Füße „arbeiten", wenn wir es denn hätten trainieren dürfen…

Ein Kind, das die Phase des DAHFM-Kontaktes intensiv erlebt, wird später immer gut und sicher auf seinen Füßen stehen, gehen und laufen können, da die Füße so gut bekannt und im Körperschema integriert sind. Es nimmt mit den Füßen sensibel den Untergrund und die Umgebung wahr, spürt Unebenheiten und wird deshalb nicht dauernd hinfallen und sich wehtun.

Lassen Sie die Babyfüße barfuß.

Der DAHFM-Kontakt ist nur dann so wertvoll, wenn er vorwiegend **diagonal** erfolgt. Wie oben schon beschrieben: **Beide** Hände greifen zu **einem** Fuß. Greift ein Kind immer oder vorwiegend jeweils mit einer Hand nur den gleichseitigen Fuß und bevorzugt dabei auch noch den jeweils rechten oder linken, ist das Körperschema vom frühkindlichen Primitivreflex asymmetrisch tonischer Nackenreflex (ATNR) beherrscht (zu den Reflexen s. Kapitel 2.1.4). Durch eine solche Reflexbelastung kann nicht über die Körpermitte gegriffen werden, und die wichtige Koordination der beiden Gehirnhälften bleibt aus.

Auf diesen Fotos sehen Sie Kinder mit dem guten diagonalen Kontakt.

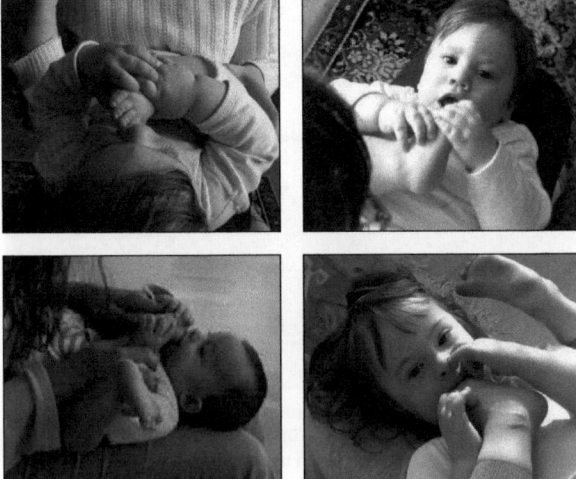

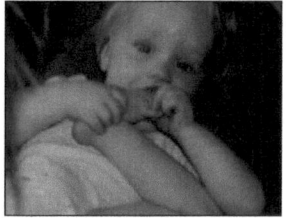 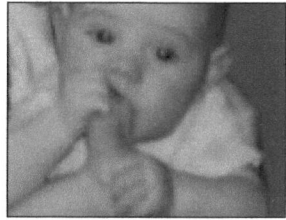

Beide Händen greifen zu einem Fuß.

Bei einer zu starken Belastung mit dem symmetrisch tonischen Nackenreflex (STNR) können die Füße gar nicht gegriffen werden, da die Beine sich

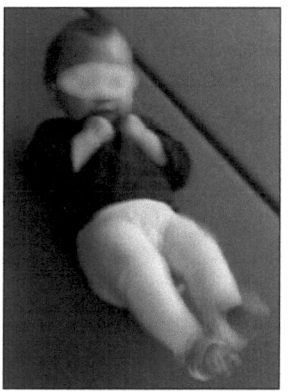

immer ausstrecken, wenn der Kopf aus der Rückenlage sich hebt um zu den Füßen zu schauen.

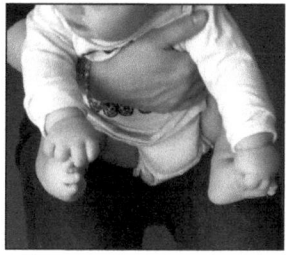

Tonische Reflexbelastungen verhindern das „Über-die Körper-Mitte-Greifen".

symmetrisch tonischer Nackenreflex (STNR)

tonischer Labyrinthreflex (TLR)

Bei einem vorwiegend durch den tonischen Labyrinthreflex (TLR) geprägten Körperschema werden beide Füße gleichzeitig zum oder in den Mund genommen, wobei jeweils die gleichseitige Hand zum Fuß greift.

Sind starke tonische Reflexbelastungen vorhanden, verhindern diese immer das „Über-die-Körpermitte-Greifen". Dafür wäre Rotation vom Schultergürtel nötig, die bei diesen Belastungen blockiert wird. Bei weniger starker Belastung kann auch diagonal gegriffen werden, jedoch nicht stabil und vorwiegend.

Wie schon gesagt, werden in der Phase des DAH-FM-Kontaktes die Füße gut in das Körperschema integriert. Das ist die Voraussetzung, dass später das Gehen und Laufen gut und sicher möglich ist. Daneben werden auch noch andere wichtige grundlegende Erfahrungen für das Lernen gemacht:

Erstens koordinieren sich durch das „Über-die-Körpermitte-Greifen" die beiden Gehirnhälften mit der Steuerung von Aktivität und in der Wahrnehmung. Sie stimmen sich miteinander ab in diesen Bereichen, was die Grundlage für ein harmonisches aufeinander abgestimmtes Bewegungs- und Haltungsmuster ist.

Die Aktion des DAHFM-Kontaktes in der Entlastung, das bedeutet im Liegen und später im Sitzen, ist die Vorbereitung zum Krabbeln, denn dann wird diese Fähigkeit der koordinierten Bewegung über die Körpermitte in der Aufrichtung, gebraucht. (s. Kapitel 2.1.3)

Zweitens werden körperlich mit allen Sinnen „Grenzen" erfahren. Weit unten an den Zehen, weit außen an den Fingerspitzen hört der Körper auf. Dort ist die Grenze zur Umgebung. Diese körperliche Erfahrung kann später mühelos in andere Bereiche und Dimensionen übertragen und benutzt werden. Also z. B. beim Malen und Schreiben eine „Grenzlinie" einhalten oder Ordnung halten auf dem Schreibtisch etc. Alle Erfahrungen, die körperlich gelernt und abgespeichert sind, gehen nie verloren und können immer sicher abgerufen werden.

Drittens lernt das Kind mit Mengen umzugehen. Es erfährt körperlich „Mengenlehre".

Zunächst sieht, fühlt, schmeckt, riecht und hört (beim Klatschen) es **zwei** Hände. Dann kommen noch **zwei** Füße dazu. Das sind **vier** Dinge. Zwei Hände an einem Fuß: Das sind **drei** Dinge. In diesen ganzen Aktionen, hunderte Male durchgeführt und eingeprägt, lernt das Kind, dass **ein** Körper aus mehreren verschiedenen Einzelteilen besteht. Diese Erfahrung kann später abstrahiert, und zB. im Mathe-Unterricht in der Mengenlehre abgerufen werden.

Die Füße werden mit allen Sinnen wahrgenommen.

Später bei den Fingerspielen kommen dann noch die **fünf** und die **zehn** Finger dazu.

Nutzen Sie diese vielen schönen Fingerspiele und Reime. Sie machen Spaß, sind so lustig und ganz nebenbei werden wichtige Grundlagen gelernt. Ganz zu schweigen von der wertvollen liebevollen Zuwendung, Berührung, Stimme hören. Sie sollten selbst die Reime aufsagen und die Lieder singen, das ist unvergleichlich viel wertvoller als von einer CD gehört. Auch wenn beim Singen vielleicht mal ein Ton falsch herauskommt. (Anregungen hierzu s. Kapitel 6.3.6)

Fingerspiele und Reime sind lustig und auch wertvoll für das Erwerben des Körperschemas.

2.1.3   Das Krabbeln

Das **physiologische** Krabbeln ist ein wichtiger Meilenstein. Hierbei wird ausführlich – über vier! Monate – das perfekte motorische und sensorische Zusammenspiel aller Körperteile eingeübt und in dieser Qualität für das spätere Gehen und alle Bewegungsabläufe abgespeichert. Kopf, Arme, Rumpf und Beine müssen in einer bis in die Fein- und Feinstmotorik hinein wirkenden Koordination miteinander harmonieren. Die Koordination innerhalb der Körperbewegungen muss in der Orientierung der Richtung im Raum, dem Erreichen eines Zieles, dem Reagieren auf Ansprache sinnvoll und angemessen bewältigt werden. Alle Sinne sind hier wieder gefordert, so wie schon bei dem Meilenstein des DAHFM-Kontaktes.

Wie alle Meilensteine – alle Grundfunktionen – ist auch das Muster des Krabbelns **in jedem** Gehirn angelegt und bekannt. Auch bei den Kindern, die nicht krabbeln.

Auch bei Kindern, die nicht krabbeln, ist dieses Bewegungsmuster im Gehirn angelegt.

Es ist nicht so, dass diese Kinder das Krabbeln „überspringen", so wie man eine Schulklasse überspringt, weil man so schlau ist und den anderen voraus. Es ist hingegen so, dass das angelegte Muster Krabbeln nicht abgerufen werden kann, sich nicht „durchsetzen" kann, weil reflexbelastete Bewegungsmuster zu stark sind und das physiologische Krabbeln nicht durchkommen lassen.

Deswegen – wie an anderer Stelle schon betont (s. Kapitel 1.3 oder 2.3) – darf das Krabbeln nicht geübt werden, wenn es spontan nicht kommt. Das wäre nicht die ursächliche Hilfe. Das Kind ist nicht begriffsstutzig und braucht „Nachhilfe".

Es kann nicht Krabbeln können wegen des „Störfaktors" reflexbelastete Muskelspannung. Also ist die ursächliche Hilfe dem Gehirn die Rotationsimpulse zu geben, damit eine normotone (s. dazu Kapitel 2.2 „Tonus = Spannung") physiologische Grundspannung erreicht wird. Oder aber der Tonus bestmöglich beeinflusst wird, wenn aufgrund einer irreversiblen Schädigung des Gehirns keine Ausheilung möglich ist.

Merkmale des physiologischen Vierfüßlerstandes und des Krabbelns:

Kopf: Der Kopf muss gemäß der Definition von reifer Kopfkontrolle (s. Kapitel 2.4) im Raum in jeder Richtung frei beweglich sein, ohne die Bewegungen des Körpers zu beeinflussen.

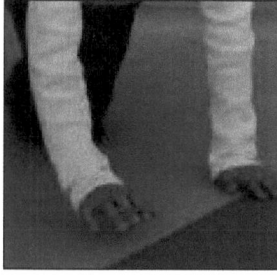

Die Arme sind schulterbreit in lockerer Ellenbogen-Streckung aufgestützt

Arme und Hände: Die Arme sind schulterbreit in lockerer Ellenbogen-Streckung aufgestützt, die Fingerspitzen zeigen geradeaus, die Handflächen flach am Boden, die Finger offen, der Daumen liegt an den Fingern locker an.

Hüften: Die Hüften sind rechtwinklig zum Rumpf gebeugt, die Knie etwas breiter als das Becken, die Füße enger sind als die Knie, das bedeutet für die Hüften Außenrotation.

Knie: Die Knie sind in passiver 90° Beugung, d. h. die Unterschenkel liegen flach am Boden.

Füße/Zehen: Der Fußrücken liegt flach am Boden, in Verlängerung des Unterschenkels, die Fersen zeigen leicht nach innen, die Zehen sind locker, d. h. passiv gestreckt.

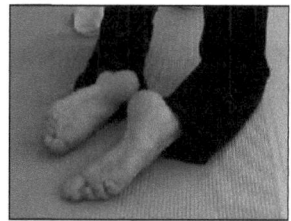

Der Fußrücken liegt flach am Boden

Beim Krabbelschritt blei-
ben diese Parameter er-
halten. In Schulter und
Hüfte findet natürlich
wechselseitig eine mä-
ßige Beugung und Stre-
ckung statt. Der Schritt
wird diagonal vollzo-
gen. Das heißt: Rechtes

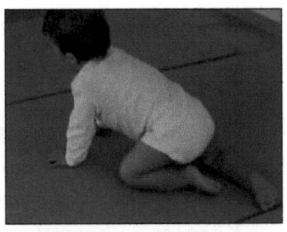

Linkes Bein und rechter Arm
gehen gemeinsam den Schritt
nach vorne.

Bein und linker Arm gehen gemeinsam den Schritt
nach vorne. Also im Körper eine Bewegung diagonal über die Körpermitte. Dieses Bewegungsmuster
wurde im DAHFM-Kontakt „vorbereitet" (s. Kapitel 2.1.2).

Auch später beim Gehen wird dieses fließende Bewegungsmuster wieder benutzt:

Mit dem rechten Bein schwingt der linke Arm nach
vorne. Dadurch kommt es zu einer Rotation in der
Wirbelsäule, eine Verdrehung von Schulter gegen
Beckenachse.

Alle spontanen physiologischen Bewegungen rufen
dieses Körperschema immer wieder ab.

Auch beim Gehen
werden die Schritte
wechselseitig vollzo-
gen. Mit dem rechten
Bein schwingt der
linke Arm nach vorne.
Mit dem linken Bein
schwingt der rechte
Arm nach vorne.

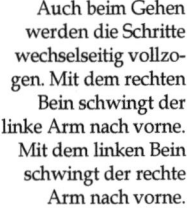
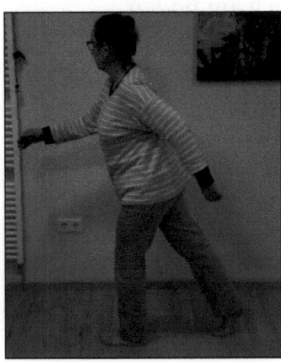
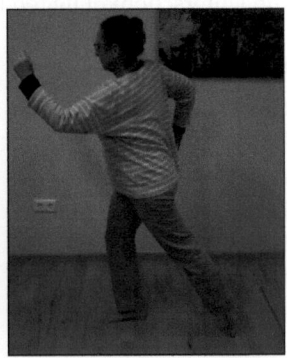

2.1.4   Die Muster einiger Primitivreflexe

Tonusentwicklung beginnt schon intrauterin während des Wachstums und der Reife des Embryos. Ebenso die Entwicklung der Primitivreflexe. Auch intrauterin kann es schon Abweichungen dieser Entwicklungen in Richtung Hypertonie oder Hypotonie geben.

Alle Reflexe haben bestimmte Auslösepunkte oder Bewegungsimpulse, auf die der Körper mit **stereotypen immer gleichen Mustern** reagiert – mit einer Spannungserhöhung. Also einem Hypertonus. Durchaus mit unterschiedlicher Intensität. Lässt sich eine Reflexreaktion auslösen, sagt man, **der Reflex ist positiv**.

Reflexe sind zwanghafte Körperreaktionen auf bestimmte Auslösereize.

Die Primitivreflexe sind in der Neugeborenen- und kleinen Säuglingszeit physiologisch.

Im Laufe der ersten Lebensmonate werden sie in der Reaktion schwächer und verlieren sich schließlich vollständig. Erst dann ist eine freie, willkürliche und gezielte Bewegung möglich.

> *„Auch die Angaben über die normale Waltezeit*
> *[die Zeit, in der die Reflexe physiologisch sind]*
> *der tonischen Nacken- und Labyrinthreflexe*
> *differenzieren. Achtet man auf ihre kinesiologi-*
> *sche Gestaltung, auf das reflexogene Muskelspiel,*
> *besonders an den distalen [äußeren] Enden der*
> *Extremitäten, so ist es bei einem normalen Kind*
> *total ausgeschlossen, ihre Positivität über das*
> *erste Trimenon hinaus zuzulassen." [also nicht*
> *über den dritten Lebensmonat hinaus].*
> *(V. Vojta 1975: S. 2)*

Bleiben die Reflexe jedoch – eventuell auch in sehr abgeschwächter Form – positiv, bringen sie immer entweder unterschwellig oder dominierend und sichtbar eine zwanghafte Anspannung oder ein zwanghaftes Bewegungsmuster in den Körper. Ob der betreffende Mensch das will oder nicht. Manchmal wird das als störend empfunden, oft aber registrieren die Betroffenen diesen Mechanismus nicht, weil das System schon immer in ihnen war und sie es als „normal" empfinden.

Gibt man Kindern, die in einem solchen Spannungssystem gefangen sind, den Freiraum zu sagen, was sie fühlen und empfinden und hört man mit diesem Hintergrundwissen ihre Aussagen, so ist es wirklich beeindruckend, wie genau die Kinder ihr „Problem" artikulieren können. Aussagen, die ich in diesen Zusammenhängen schon gehört habe:

„Mama, das bin ich gar nicht,
das macht jemand anderer in mir."

„‚Es‘ hüpft dann immer."

„Das kommt über mich,
manchmal kann ich es unterdrücken."
(Junge zum Phänomen „Arme Flattern")

„Es ist, als ob ich ganz
viele Bienen im Kopf habe."

Welche konkreten Auswirkungen persistierende frühkindliche Primitivreflexe im Alltag haben können, wird in Kapitel 2.6 beispielhaft aufgezeigt.

Es gibt eine ganze Fülle verschiedener bisher bekannter Primitivreflex-Muster. Hier werden im Folgenden nur einige von ihnen aufgezeigt und detaillierter besprochen.

Ich schreibe bewusst „bisher bekannt", da es durchaus noch andere stereotype Reflexreaktionen geben kann, die bisher als solche noch nicht entdeckt, gedeutet und benannt sind. So habe sowohl ich als auch einige Kolleginnen wiederholt ein bestimmtes Reaktionsmuster beobachtet, das meines Wissens bisher noch in keiner Beschreibung vorkommt.

Ich habe diese Reaktion „symmetrisch tonischer Streckreflex" (STSR) genannt. Er wird bei der Beschreibung der Reflexe als letztes beschrieben und im Bild gezeigt.

Die Tatsache, dass das Gehirn auch in der modernen Neuro-Wissenschaft und Forschung noch viele „Geheimnisse" birgt, viele Phänomene und Zusammenhänge noch nicht erforscht und erklärbar sind, drückt sich im folgenden Zitat von Prof. Sturm aus.

Es ist nicht auszuschließen, dass es zu den bisher bekannten Reflexreaktionen weitere gibt, die bisher nicht beschrieben sind.

Professor Volker Sturm, Chef der neurochirurgischen Universitätsklinik Köln, einer der besten Gehirnchirurgen der Welt, beschreibt das Gehirn folgendermaßen:

„In Schillers Wallenstein heißt es:
„Eng ist die Welt, und das Gehirn ist weit."
Großartig. Das Gehirn ist das komplexeste
Organ im Universum, unfassbar komplex.
Es besteht aus 100 Milliarden Nervenzellen,
jede Zelle hat bis zu 10.000 Kontaktmöglich-
keiten. Das überschreitet unser Denkvermögen,
und es ist spannend, wie dieses Organ über sich
denken und sich stets weiterentwickeln kann. [...]
Wie sich das entwickelt hat wird niemand – auch
nicht in 100 000 Jahren – erklären können.
Wir werden diesen neuronalen Code nicht kna-
cken. Wir sind nicht so konstruiert, dass wir die
letzten Geheimnisse lüften können.
Wir sind zwar fantastisch klug und wir lernen

viel, wir entschlüsseln biologische Vorgänge, Regelkreise, wir wissen immer besser, wie geliebt, gerechnet, gefühlt wird, wir wissen welche hormonellen Reaktionen beim Sex ablaufen, wie dann bestimmte Hirnareale große Mengen an Dopamin abfeuern. **Aber wir verstehen noch lange nicht, was innen wirklich vor sich geht.** Was uns in die Lage versetzt, über uns nachzudenken." [Hervorhebung d. Autorin] (Prof. Sturm im Interview der Zeitschrift „Stern" 48/2007 S. 202)

Das Gehirn ist mit seinen komplexen Zusammenhängen und Vernetzungen noch weitgehend unerforscht.

Auch Prof. Dr. Thomas Südhof, Träger des Medizin-Nobelpreises 2013 drückt die Tatsache der immer noch großen unerforschten Bereiche der Gehirnfunktionen und bisher unentdeckten Reaktionsmechanismen aus:

„Die Neurowissenschaft steckt noch in den Kinderschuhen. Auch 30 Jahre später gilt, dass wir das Gehirn nicht verstehen." (Interview im Tagesspiegel vom 15.10.2015)

In einem Interview der Tagesschau vom 8.10.2013 sagt Prof. Südhof:

„Wir sollten diesem riesigen, wundervollen Organ Gehirn mit etwas mehr Bescheidenheit begegnen."

Und in einem Radiointerview:

„Es ist einschüchternd das Gehirn zu verstehen."

In diesem Sinne: lassen wir uns überraschen, welche Erkenntnisse uns noch beschert werden durch die Beobachtung von Reaktionen auf Aktionen und wie wir diese dann wieder therapeutisch hilfreich einsetzen können…

Die Reflexmuster, die im Folgenden aufgezeigt werden, sind: Handgreifreflex, Fußgreifreflex, symmetrisch tonischer Nackenreflex (STNR), tonischer Labyrinthreflex (TLR), asymmetrisch tonischer Nackenreflex (ATNR), Moro-Reflex, symmetrisch tonischer Streckreflex (STSR).

Beim Hand- und Fußgreifreflex kommt motorisch „nur" die Hand oder der Fuß **sichtbar** in eine tonische Anspannung. Die Tonuserhöhung erfasst jedoch auch noch die Muskeln der Extremitäten in einer „inneren" – isometrischen – Spannung.

Bei den anderen von mir aufgeführten Reflexen ist dieses Prinzip anders. Es kommen in der Reaktion **alle** Muskeln des Körpers sichtbar in eine tonische Anspannung. **Nicht nur Arme und Beine** – wie die Muster oft beschrieben werden. Alle Muskeln meint auch die feinmotorischen, buchstäblich von den Haar- bis zu den Zehenspitzen. Der ganze Körper reagiert sichtbar. Deswegen habe ich diese Reflexe „Ganzkörper-Reflexe" genannt.

Reflexreaktionen können einzelne Körperteile betreffen oder auch den ganzen Körper.

Der **Handgreifreflex** wird durch Druck in die Handinnenfläche ausgelöst. Als **Reaktion** kommt

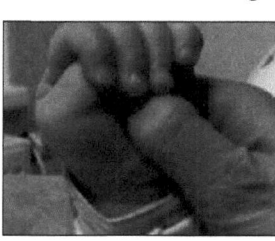

es daraufhin zu einem Faustschluss und dem eingeschlagenen Daumen.

Handgreifreflex: Faustschluss und eingeschlagener Daumen.

Dieser Reflex ist bis zum Alter von 3 Monaten physiologisch. Wobei – und das gilt für alle nachfolgend besprochenen Reflexe – ein deutlicher Reiz diese Reaktion auslöst. Ein zartes Streicheln der Handfläche darf noch nicht den Greifreflex auslösen. Das wäre dann auch in den ersten Lebensmonaten eine zu starke – pathologische – Reaktion und würde auf eine insgesamt hypertone Regulation hinweisen. Ein gesundes Neugeborenes hat prinzipiell offene Hände oder einen lockeren Faustschluss.

Handgreifreflex

Ist der Handgreifreflex zu stark oder bleibt er über die physiologische Waltezeit (die Zeit, in der die Reflexe physiologisch sind) hinaus positiv, beeinträchtigt er im Alltag die normale Handfunktion. Denn: Das Greifen eines Gegenstandes mit der ganzen Hand – z. B. beim Baby die Trinkflasche – löst durch die Berührung der Handfläche durch den Gegenstand ein zwanghaftes Greifen aus. Die Flasche wird dann mit einer überhöhten Anspannung gehalten oder kann sogar – bei starker Betroffenheit – nicht mehr „hergegeben" werden. Der Beugereflex lässt keine willentliche Streckung mehr zu. Die Beugespannung in der Hand bleibt ständig mehr oder weniger erhöht und beeinträchtigt so die feinmotorischen Möglichkeiten.

Fußgreifreflex

Der **Fußgreifreflex** wird durch Druck auf die Fußsohle ausgelöst, besonders im Bereich des Zehenballens. Als **Reaktion** beugen sich die Zehen, ebenso spannen sich auch die Beugemuskeln der Fußsohle an.

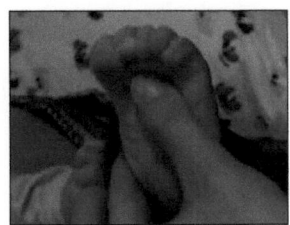

Fußgreifreflex: Anspannung der Beugemuskeln der Fußsohle.

Dieser Reflex ist bis zum Alter von ca. 10 Monaten physiologisch. Spätestens wenn das Kind sich hinstellt, muss der Fußgreifreflex inaktiv sein, da das Kind sonst durch den Druck auf die Fußsohle nur mit gekrallten Zehen stehen könnte. Wäre das schlimm? Siehe hierzu das Kapitel 2.3 über die Wirkungskette.

Im Babyalter kann bei einer etwas zu sensiblen Reflexaktivität schon der Druck von Strampler oder Strumpfhose den Fußgreifreflex auslösen. Deswegen sollten Babyfüße barfuß sein und nur zum Schutz vor Kälte große Strümpfe oder Fellschuhe haben. Siehe dazu auch das Kapitel 6.2.2.

Der **symmetrisch tonische Nackenreflex (STNR)** wird sowohl durch **Nackenstreckung** als auch **Nackenbeugung** ausgelöst, kann aber auch durch **Druck auf den Hinterkopf** oder durch **symmetrisches In-die-Achsel-Greifen ausgelöst werden**.

symmetrisch tonischer Nackenreflex (STNR)

Es ist möglich, dass das Reaktionsmuster bei einer Person zwar durch die Nackenstreckung ausgelöst wird, durch Nackenbeugung jedoch nicht oder in unterschiedlicher Intensität. Der Körper reagiert also nicht immer auf beide Auslöseparameter gleich.

Beim STNR reagieren im Körper Beuge- und Streckmuskeln unterschiedlich.

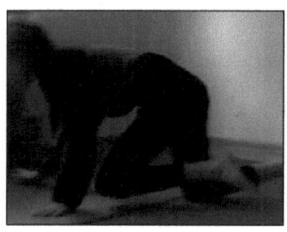

symmetrisch tonischer Nackenreflex (STNR)

Der Körper reagiert bei **Nackenstreckung** mit einer Anspannung **aller** Streckmuskeln **oberhalb** der Körpermitte und gleichzeitiger Anspannung **aller** Beugemuskeln **unterhalb** der Körpermitte. Auf dem Foto sieht man dieses Prinzip besonders in der Reaktion der Wirbelsäule. Sie ist von oben bis zur Körpermitte gestreckt und von dort nach unten gebeugt. Die erhöhte Beugespannung setzt sich bis in die Beine und Zehenspitzen fort.

Der Körper reagiert auf **Nackenbeugung** mit einer Anspannung **aller** Beugemuskeln **oberhalb** der Körpermitte und gleichzeitiger Anspannung **aller** Streckmuskeln **unterhalb** der Körpermitte.

Bei einer sehr starken Belastung mit diesem Reflexmuster kann die motorische Entwicklung stark beeinträchtigt oder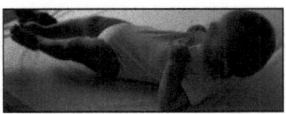

symmetrisch tonischer Nackenreflex (STNR)

sogar gänzlich blockiert sein. Sie können erahnen, dass das Kind auf dem Foto nicht in der Lage sein kann sich zu drehen, weil der Körper in der totalen Anspannung wie gefangen ist. Eine aktive Bewegung wird so nicht möglich sein.

Bei einer latenten Belastung sind die Muskeln im beschriebenen Muster immer in einer leicht erhöhten Anspannung, was langfristig zu verkürzten Muskeln und Bewegungseinschränkungen führt. Der Körper wird steif mit allen negativen Folgen, die sich daraus entwickeln.

tonischer Labyrinth-
reflex (TLR)

Der **tonische Labyrinthreflex (TLR)** wird ebenfalls durch **Nackenstreckung oder Nackenbeugung,** durch **Druck auf den Hinterkopf** oder durch **symmetrisches In-die-Achsel-Greifen** ausgelöst. Es sind also dieselben Auslöseparameter wie beim STNR. Warum dann der Körper einmal mit dem einen oder ein andermal mit dem anderen Muster reagiert, weiß man nicht.

Der Körper reagiert auf Nackenstreckung (TLR „nach hinten") mit einer Anspannung **aller** Streckmuskeln. Buchstäblich von den Haar- bis zu den Zehenspitzen.

Bei Nackenbeugung (TLR „nach vorne") reagiert der Körper mit einer Anspannung **aller** Beugemuskeln.

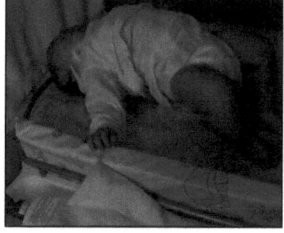 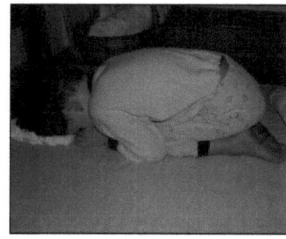

TLR „nach hinten"　　　　TLR „nach vorne"

Die negativen Folgen einer mehr oder weniger starken Belastung durch diesen Reflex entsprechen denen beim STNR.

Es ist zu bedenken, dass die körperliche Beeinträchtigung, die eine erhöhte Reflexaktivität bedingt, sowohl das emotionale Verhalten als auch die soziale Beziehungsfähigkeit beeinflusst. Siehe hierzu Kapitel 2.2.2 oder auch 2.6.

Der **asymmetrisch tonische Nackenreflex (ATNR)** wird durch **Kopfdrehung nach rechts** oder durch **Kopfdrehung nach links** ausgelöst.

Die Reflexreaktion bringt **alle Streckmuskeln** auf der Seite, zu der das Gesicht gedreht ist und **gleichzeitig alle Beugemuskeln** der Seite zum Hinterkopf in eine Anspannung. Die Reaktion betrifft also nicht nur Arme und Beine, sondern wirklich **alle** Muskeln

asymmetrisch tonischer Nackenreflex (ATNR)

des Körpers. Bis in die Feinstmotorik hinein. Also auch die Augenmuskeln, die mimische Muskulatur und sogar die Muskeln der Haare. Das gilt für alle zuletzt aufgezeigten Reflexe.

Was kann ein zu stark aktiver ATNR zur Folge haben? Der Junge auf dem Foto kann sich wegen des relativ starken ATNR-Musters nicht über die rechte Seite drehen, da sich der rechte Arm immer sofort zur Seite streckt, sobald der

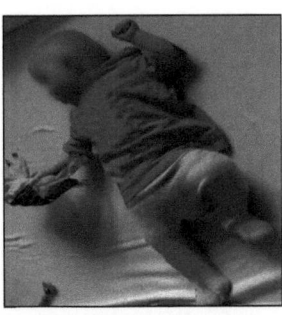

ATNR nach rechts

Kopf sich nach rechts dreht, um ein Drehen einzuleiten. Zudem wird der Rumpf durch den Reflex in einer Spannung fixiert, die ein Verdrehen von Schulter- und Beckengürtel verhindert.

Auch beim Schreiben und Lesen kann ein latent aktiver ATNR stören. Lesen Sie dazu in Kapitel 2.6. die Zusammenhänge.

Der **Moro-Reflex** (oder auch **Moro-Reaktion**) wird durch vier verschiedene Parameter ausgelöst:

- zu lautes Geräusch – **akustischer Reiz**

- zu plötzliche Helligkeit – **optischer Reiz**

- zu schnelle Bewegung (auch beim Getragen-Werden) – **kinästhetischer Reiz**

- überraschende heftige Berührung – **taktiler Reiz**

Als Reaktion auf einen dieser Reize kommt sehr plötzlich eine **totale Anspannung aller Streckmuskeln** mit sofort folgender **totaler Anspannung aller Beugemuskeln** in den Körper. Es ist wie ein Blitz, der durch den Körper schießt.

Durch diese Schreckreaktion steigt der Blutdruck, der Herzschlag und die Atemfrequenz erhöhen sich und Adrenalin und Kortisol werden ausgeschüttet. Das ist für den betroffenen Menschen jedesmal wie ein Schock, zumal er in der Regel gar nicht weiß, wo dieses unangenehme, vielleicht sogar kurz schmerzhafte Gefühl herkommt. Wodurch es ausgelöst wird.

Der Mensch wird dann ängstlich, besonders neuen und unbekannten Situationen gegenüber. Neue unbekannte Situationen machen Angst, weil nie genau einzuschätzen ist, ob das unangenehme Gefühl erneut oder vielleicht sogar verstärkt ausgelöst wird. Besser ist es, sich in vertrautem Umfeld zu bewegen, dort können die zu erwartenden Körperreaktionen wenigstens eingeschätzt werden.

Moro-Reflex

Meine Erfahrung mit der Arbeit mit Kindern, die von einer autistischen Entwicklung bedroht sind oder einen schon diagnostizierten Autismus haben, zeigt, dass der Moro-Reflex zum Teil extrem stark ausgeprägt ist.

Auch Kolleginnen, die ich in meinen Seminaren zu Erfahrungen mit autistischen Kindern befrage, bestätigten diesen Zusammenhang bisher immer.

Dorothea Beigel, Sozialpädagogin, Lehrerin und Psychologin, schreibt:

„Festzustellen ist auch, dass bisher alle Kinder,
die uns mit autistischen Zügen oder Verdacht
auf Autismus (Asperger-Syndrom) geschickt
wurden, deutlich in Moro-Restreaktionen
persistieren." (D. Beigel: 2006, S. 114)

Autistische Kinder
haben einen starken
positiven Moro-Reflex.

Wenn die Anlage zu einer Entwicklung hin zum Autismus angeboren ist, bewirkt der aktive Moro-Reflex, dass die Kinder sich „in sich selbst zurückziehen", „sich vor den äußeren Reizen schützen und sie erst gar nicht an sich heranlassen". Das bedeutet, wenn es über frühzeitig begonnene Therapie gelingt, die Aktivität des Moro-Reflexes zu minimieren oder sogar vollständig abzubauen, ist auch ein großer Stressfaktor weg, der die Krankheitsanlage in der Entwicklung begünstigt. Diese Einschätzung von Zusammenhängen ist durch praktische Erfahrung mit Kindern belegt. Autistische Kinder sind nicht nur mit dem Moro-Reflex belastet, auch andere Primitivreflexe sind aktiv und stressen das ganze Körpersystem, der Moro-Reflex jedoch in besonderem Maße.

Die Tendenz, dass ein Kind sich in eine autistische Richtung entwickelt, kann mit entsprechendem Hintergrundwissen und Erfahrung schon sehr früh erkannt werden. Es gibt „Frühwarnsymptome". Es gilt dann, nichts „schönzureden" und mal abzuwarten und zu „beobachten", sondern sofort, bei leisem Verdacht mit einer tonusregulierenden Therapie zu beginnen.

Der **symmetrisch tonische Streckreflex (STSR)** wird durch **Nackenbeugung** ausgelöst. Beobachtet wurde dieses Reaktionsschema bisher, wenn sich der Kopf des Kindes aktiv aus Rückenlage anhebt, das Kind also Richtung der Füße schaut.

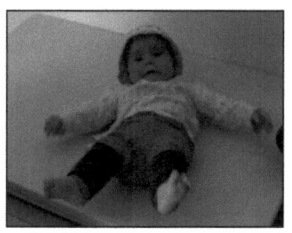
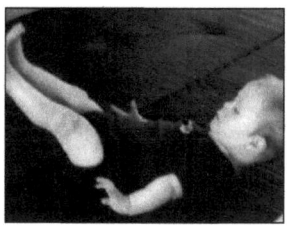

symmetrisch tonischer
Streckreflex (STSR)

symmetrisch tonischer
Streckreflex (STSR)

Die Reflexreaktion ist dann ein Strecken der Extremitäten (Arme und Beine), gleichzeitig durch die Anspannung der vorderen Rumpfmuskultur (Bauchmuskulatur) eine Beugung des Rumpfes. Bei dem Kind auf dem linken Foto ist noch eine asymmetrische Komponente im Sinne eines angedeuteten ATNR nach rechts dabei. Auch die Gesichtsmuskeln sind angestrengt. Also wieder eine Anspannung die auch die bis in die Feinmotorik hinein wirkt.

symmetrisch tonischer
Streckreflex (STSR)

Ebenso wie bei den vorherigen Reflexen, die den ganzen Körper in eine erhöhte Anspannung bringen, ist ein fließendes Rollen blockiert. Das Halte- und Bewegungsmuster ist durch symmetrische Erfahrung geprägt. Es kann also zu einer Blockierung des Krabbelmusters kommen, da hier ja besonders die alternierende Bewegung notwendig ist.

Alle Reflexe im Überblick finden Sie auf S. 50 – 51.

2.2 Einige Worte zum Tonus = Spannung

Es gibt den Begriff und Zustand des „**Normotonus**".

Als „normoton" wird die normale, gesunde Körperspannung bezeichnet. (Wichtig: Hier ist nicht nur

Reflexname	Auslöseparameter
Handgreifreflex	Druck in die Handinnenfläche
Fußgreifreflex	Druck auf die Fußsohle Druck auf den Zehenballen
symmetrisch tonischer Nackenreflex (STNR)	Kopf in den Nacken gestreckt symmetrisch in die Achseln greifen Druck auf den Hinterkopf
	Kopf zur Brust gebeugt symmetrisch in die Achseln greifen
tonischer Labyrinth-reflex (TLR)	Kopf in den Nacken gestreckt (auch „TLR rückwärts") symmetrisch in die Achseln greifen Druck auf den Hinterkopf
	Kopf zur Brust gebeugt (auch „TLR vorwärts")
asymmetrisch tonischer Nackenreflex (ATNR)	Kopfdrehung nach rechts oder links
Moro-Reflex	lautes Geräusch – akustischer Reiz plötzliche Helligkeit – optischer Reiz schnelle Bewegung – kinästhetischer Reiz heftige Berührung – taktiler Reiz
symmetrisch tonischer Streckreflex (STSR)	Kopf zur Brust gebeugt

Reaktion	
Faustschluss	
Beugung der Zehen und Anspannung der Beugemuskeln der Fußsohle	
Anspannung aller Streckmuskeln oberhalb der Körpermitte und gleichzeitige Anspannung aller Beugemuskeln unterhalb der Körpermitte	
Anspannung aller Beugemuskeln oberhalb der Körpermitte und gleichzeitige Anspannung aller Streckmuskeln unterhalb der Körpermitte	
Anspannung aller Streckmuskeln	
Anspannung aller Beugemuskeln	
Anspannung aller Streckmuskeln auf der Körperseite, zu der das Gesicht gedreht ist, gleichzeitige Anspannung aller Beugemuskeln der Hinterhauptseite	
plötzliche totale Anspannung aller Streckmuskeln, darauffolgend totale Anspannung aller Beugemuskeln (wie ein Blitz durch den Körper)	
Streckung der Extremitäten, Beugung im Rumpf	

die Spannung der Muskulatur gemeint, sondern **aller Körperstrukturen.** Also auch die der Haut, des Gewebes, der Organe, der Gefäßmuskulatur.) Diese ist für jeden Menschen individuell unterschiedlich. Je nach Charaktertyp gibt es Menschen mit eher niedriger, weicherer Grundspannung, andere sind eher „sportlicher" und haben eine höhere, festere Grundspannung. Jeweils stimmig und gesund für diesen einen Menschen. Es gibt also kein allgemeingültiges Maß für gesunde Spannung.

Normotonus meint gesunde Körperspannung.

Unsere Muskeln und Körperstrukturen haben **immer** diesen Normotonus. Sie sind immer in dieser normotonen Anspannung. Auch wenn wir uns in einer tiefen „Entspannung" (z. B. im Schlaf) befinden. Die normotone Spannung ist unsere Haltespannung.

Auch beim Schlafen und in einer tiefen Entspannung ist der Körper in einem normotonen Spannungszustand.

Nun kann es durch eine Fehlsteuerung des Gehirns zu Abweichungen in der Spannungsregulation – im Tonus – des Körpers kommen. Die Ursachen hierfür sind letztlich nicht bekannt. Es gibt sogenannte Risikofaktoren, die eine solche Fehlregulation erwarten lassen, z. B. eine ungenügende Sauerstoffversorgung während der Geburt, eine Gehirnblutung, eine Frühgeburt und andere mehr. Allerdings sind diese Risikofaktoren nicht „zuverlässig". Denn bei zwei Menschen mit den messbar gleichen Risikofaktoren kann es im Entwicklungsverlauf bei dem einen zu einer belasteten Tonusregulation kommen, bei dem anderen nicht. Oder aber es liegen keine für uns erkennbaren Risikofaktoren vor und trotzdem entwickelt sich eine solche Regulationsstörung. Es müssen also weitere Faktoren eine Rolle spielen, die wir – noch? – nicht erfassen können.

Was wir jedoch mit Sicherheit wissen: Auf das Gehirn kann korrigierend Einfluss genommen werden durch die Rotationsimpulse! Dies ist ein einzig aus der therapeutischen Erfahrung gewachsenes Wissen. Deswegen wird die Rotation als therapeutischer Impuls auch in vielen Therapien – nicht nur in der Rota-Therapie – eingesetzt.

Passive oder aktive Rotation wirkt sich immer ausgleichend auf die Spannung des Körpers aus.

Je weiter die tatsächlich vorhandene Spannung im Körper vom Normotonus abweicht, desto mehr kommt es zu Beeinträchtigungen oder Krankheitssymptomen bis hin zu körperlichen Behinderungen.

Ist die Spannung generell zu hoch, spricht man vom **Hypertonus**. Ist sie generell zu niedrig, spricht man vom **Hypotonus**. Weitere Formen der gestörten Spannungsregulation sind die Ataxie und die Athetose. Sie bringen in unterschiedlicher Form unkoordinierte Bewegungsmuster hervor. Diese verschiedenen Formen vermischen sich auch.

Es gibt Abweichungen vom Normotonus in Richtung zu hohe oder zu niedrige Körperspannung.

Führen die jeweiligen Abweichungen zu Beeinträchtigungen oder Krankheitssymptomen, lautet die Diagnose unabhängig von der konkreten Auswirkung „zentrale Koordinationsstörung" abgekürzt „ZKS", „zentrale Tonusstörung" oder bei schwererer Betroffenheit „zerebrale Bewegungsstörung" oder „Zerebralparese – (englisch: cerebral palsy, CP)". Diese Begriffe sagen lediglich, dass vom Gehirn ausgehend die normale Regulation der Körperspannung gestört ist. Welche konkreten Auswirkungen das für den Betroffenen hat, ist durch diese Diagnose noch nicht ausgesagt.

Es gibt verschiedene Möglichkeiten um die tatsächliche Tonussituation zu beurteilen. Zum einen die

Erhebung des aktuellen Körperbefundes. Zum anderen ist auch die Erfragung der bisherigen, alle Lebensbereiche umfassenden Anamnese und subjektiven Befindlichkeit wichtig und aufschlussreich.

2.2.1 Symptome einer hypotonen Regulationsstörung

Ein Mensch mit einer zentralen Hypotonie hat eine zu niedrige Grundspannung, er macht einen „schlaffen", schwachen Eindruck.

Sehr häufig ist dann die gängige – durchaus auch therapeutische – Empfehlung, die Muskeln zu trainieren, damit sie kräftiger werden. Es geht bei einer zentralen Hypotonie jedoch **nicht** um fehlende Kraft! Es geht um mangelnden Normotonus. **Und dieser lässt sich nicht antrainieren.**

Im Unterschied zur **schlaffen Muskulatur durch Immobilität.** Also, wenn das Bein gebrochen und über Wochen eingegipst – also ruhiggestellt – war, damit der Knochen wieder heilen kann, dann ist nach der Gipsentfernung der Knochen zwar wieder zusammengewachsen und stabil, die Muskulatur jedoch schlapp und schwach. **Jetzt** macht das periphere Muskeltraining Sinn – ja, es ist zwingend notwendig, um die Muskulatur und alle Strukturen zu kräftigen. Weil die Ursache für die schwachen Muskeln in der notwendigen Ruhigstellunglag und nicht in der Fehlsteuerung des Gehirns.

Die Symptome einer zentralen Hypotonie werden **nicht** besser durch Krafttraining.

Wenn sich ein Kind mit zentraler Hypotonie motorisch anstrengt, muss es – natürlich geschieht dies unbewusst – tonische, d.h. in einem Reflexmuster verkrampfte Muskelspannungen benutzen, da die Aktivität mit normotoner, gesunder Grundspannung aufgrund der zentralen Regulationsstörung ja nicht möglich ist.

Dieser Zusammenhang ist auf folgendem Bild deutlich zu erkennen. Die Kinder können nur unter „Benutzung" von Reflexbewegungen die Aufgabe Seilhüpfen bewältigen. Alle Muskeln vom Gesicht bis zu den Fußspitzen verkrampft. Ein lockeres Hüpfen ist nicht möglich, weil der Normotonus fehlt. Spaß haben sie bei dieser sportlichen Betätigung nicht. Sie quälen sich damit ab.

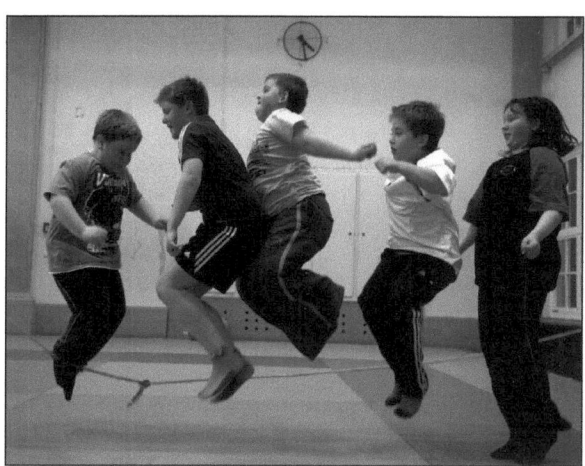

Mit einem hypotonen Grundtonus fällt sportliche Betätigung schwer und macht nicht wirklich Spaß.

© picture alliance, dpa, Waltraud Grubitzsch

Früher oder später führen diese dauernde Überanstrengung und die verkrampften Muskeln zu Bewegungseinschränkungen. Der Körper wird „steif".

Krafttraining bei einer zentralen Muskelhypotonie ist kontraproduktiv, ja kontraindiziert!

Ganz im Gegenteil müssen diese Kinder – natürlich auch die Erwachsenen, wenn das Prinzip der Belastung gleich ist – **zunächst** körperlich faul sein dürfen. (Vergleichbar mit dem gebrochenen Bein. Auch hier gilt: **zunächst** motorische Passivität, zugunsten der Heilung des kaputten Knochens.)

In diesem Vergleich müssen die hypotonen Kinder zunächst motorisch passiv sein (dürfen), parallel dazu die angemessene Therapie – Rotationsimpulse –, damit ein guter Grundtonus erreicht wird, mit dem dann dem Alter und auch Typ entsprechend jede Aktivität ohne falsche Belastung mit Freude gemacht werden kann.

> *Ein Kind mit hypotonem Grundtonus verweigert beim Sportfest das Wettrennen mit dem Kommentar „mein Motor ist kaputt!"*
> *(d. h. übersetzt: „meine Muskeln sind kaputt"), schlägt sich gegen den Kopf und sagt: „in meinem Kopf ist so ein Durcheinander, da muss erst Ordnung rein."*

Kinder mit einer Hypotonie, die sich nicht gerne bewegen, lieber getragen oder gefahren werden wollen, sind nicht „faul", sondern sie sind von der Grundregulation her überfordert. Sie reagieren für ihre Situation sehr wohl angemessen. Ihr „Bauchgefühl" stimmt.

Mit den Impulsen der Rota-Therapie, die täglich durchzuführen sind, wird die zentrale Unreife aufgeholt. Der tatsächliche Tonus gleicht sich in Richtung Normotonus an. **Dann** wird sich die Alltagsmotorik ändern und das Kind bekommt Freude an der Bewegung, weil sie jetzt nicht mehr belastet.

2.2.2 Symptome einer hypertonen Regulationsstörung

Die hypertone zentrale Tonusstörung bringt eine dauernde erhöhte Grundspannung in die Muskeln und alle Strukturen. Der ganze Körper ist in einer dauernden Verkrampfung. Das gilt dann sowohl in der Aktivität als auch in Ruhephasen. Im Sitzen, im Liegen, sogar beim Schlafen: Das Gefühl einer wohltuenden Entspannung kennt dieser Mensch gar nicht. Seine Bewegungen sind entsprechend angespannt, nicht fließend und rund. Z. B. dreht sich dann ein Baby über die Überstreckung des Kopfes vom Bauch auf den Rücken. Der Körper „fällt" dann eher herum, als dass er sich rund und kugelig herum kullert. Babys mit einem Hypertonus fühlen sich allgemein steif an, lassen sich kaum kuschelig anschmiegen oder machen sich „steif wie ein Brett." Dieser Ausdruck wird häufig von Eltern benutzt, wenn Sie Ihr Baby beschreiben.

Bei einer generellen hypertonen Spannungsregulation ist der Körper auch im Schlaf in starker Anspannung.

Die Bewegungsfasern in der Muskulatur sind genauso wie die Haltefasern in dieser hypertonen Grundspannung. Das führt dann dazu, dass die Kinder einen „getriebenen" Eindruck machen. Sie sind ständig in Bewegung, ohne Pause und scheinbar ohne müde zu werden. Das kann sich schon bei einem ganz kleinen Baby in motorischer Unruhe zeigen: symmetrisches Schlagen mit den Armen oder symmetrisch tonisches – das meint hartes und stoßartiges – Strampeln. Oder später beim größeren Kind zeigt es sich durch Herumrennen ohne Pause. Das Kind kann gar nicht in Ruhe an einer Sache bleiben, weil es durch die zu hohe Spannung im Körper regelrecht angetrieben ist. Das ist dann keine Bewegungsfreude mehr. Selbst im Schlaf kann dieses Phänomen zu beobachten sein. Die Kinder sind auch im Schlaf ständig in Bewegung. „Mein Sohn bewegt sich die ganze Nacht wie ein Hubschrauber im Bett" beschrieb einmal eine Mutter das Schlafverhalten ihres Kindes.

Eine gestörte Spannungsregulation führt zu Konzentrationsstörungen.

Eine dauernd erhöhte Grundspannung im Körper – Tag und Nacht – kostet Energie und führt zu einer allgemeinen Erschöpfung. Die Muskeln arbeiten ständig und dafür brauchen sie Energie. Sie brauchen für ihre Arbeit Sauerstoff, der dann z. B. beim Lernen für die Konzentration und Aufmerksamkeit fehlt. Es macht dann keinen Sinn zu sagen „konzentrier dich mal", „bleib doch mal ruhig sitzen" und ähnliche Ermahnungen. In Kapitel 2.6. wird darauf noch genauer eingegangen.

Was ist zu tun? Wie kann dem Kind geholfen werden? Zunächst einmal tut es gut zu erkennen, dass die verkrampfte Haltung oder die pausenlose Bewegung unbewusst im Körper ist und nicht über willentliche Entscheidung zu ändern.

„Entspann dich doch mal", „bleib doch mal ruhig sitzen" macht keinen Sinn, es bringt im Gegenteil nur Aggression und Frustration. Das Kind kann nicht können. Es kann dies jedoch selbst nicht formulieren. Es weiß lediglich, dass die gut gemeinten Ratschläge nicht helfen. Und das wissen auch alle Beteiligten.

Wenn ich diesen Zusammenhang in einem Gespräch erkläre, tut das dem Kind wie auch den Eltern gut. Erst mal muss das Ermahnen aufhören.

Als nächste Maßnahme sollen aktive Bewegungen nicht auch noch gefördert und hochgeputscht werden. Also mit dem kleinen Kind nicht Nachlaufen spielen, Trampolin springen oder ähnliches, damit die falsch gespannte Muskulatur nicht auch noch trainiert wird. Das sind in jedem Alter und für jeden Menschen individuelle Überlegungen: Wo kann **vorübergehend** Aktivität eingespart werden? Einem Baby hilft es, durch eine gute Lagerung, eine gute Tragehaltung und einen angemessenen Umgang im Alltag das „steife" Körperschema nicht noch zu fördern, sondern aufzulösen.

Die Ursache dieser Tonusstörung wird mit den Rotationsübungen behandelt. Das Gehirn reagiert mit einer besseren, ausgewogenen Regulation der Körperspannung auf die Rotationsimpulse. Diese werden zunächst täglich, bei schwererer Betroffenheit durchaus auch mehrmals täglich durchgeführt, bis eine Verbesserung der Symptomatik erreicht ist.

2.2.3   Warum schreit das „Schreibaby"?

Eltern, deren Baby anhaltend, manchmal über Stunden schreit und durch nichts zu beruhigen ist, bekommen viele Verhaltenstipps.

Diese reichen von: einen Rhythmus geben, Rituale im Tagesablauf durchführen, Ruhe bewahren, gelassen bleiben, wenig Besuch, kein Fernsehen, täglich baden, singen, tragen, selbst Entspannungsübungen machen, usw. (Das sind übrigens Verhaltensweisen, die jedem kleinen Säugling gut tun und eigentlich selbstverständlich sein sollten) bis hin zu der Empfehlung: das Baby an einem sicheren Ort ablegen und das Zimmer verlassen, wenn man mit den Nerven am Ende ist. Gelegentlich wird den gestressten Eltern empfohlen Ohrstöpsel zu verwenden, damit sie das Gebrüll nicht mehr hören.

Auch wenn die oben genannten Empfehlungen durchgeführt werden: Das Baby schreit. Die Frage bleibt: Warum schreit das Baby? Dieses Wunschkind, so sehr mit Ungeduld und Liebe erwartet, so ersehnt. Warum schreit es?

Zunächst muss das Baby selbstverständlich vom Kinderarzt untersucht werden, ob es eine körperliche Ursache gibt. Also z. B. ein Leisten- oder Nabelbruch.

Eine häufige Diagnose – oder sollte man besser sagen ein Erklärungsversuch – ist die „Dreimonatskolik". „Bei unserem Baby hat die Dreimonatskolik ein Jahr gedauert", haben Eltern mir schon erzählt.

Warum schreit das Baby? Das Thema Schreibaby steht hier nicht zufällig im Kapitel „Tonus = Spannung".

In meine Praxis kamen schon ungezählte erschöpfte und verzweifelte Eltern mit Schreibabys. Und noch kein einziges dieser Babys hatte eine normotone (s. Kapitel 2.2) Körperspannung. **Alle** waren zum Teil extremst hyperton. Also mit einer massiv erhöhten Daueranspannung aller Muskeln und Körperstrukturen.

Eltern kennen das. Das Baby macht sich steif „wie ein Brett", überstreckt sich „wie ein Flitzebogen" oder im Gegenteil „krümmt sich fest zusammen", sodass man es aus der einen wie der anderen Körperhaltung passiv gar nicht herausholen kann.

Und diese Hypertonie, die Verkrampfung, ist die Ursache für das Schreien. Ich denke mir das so, dass diese extreme Anspannung wie ein Wadenkrampf ist, nur eben in allen Muskeln und nicht nur in der Wade. Der Wadenkrampf ist schmerzhaft, hört aber zum Glück nach kurzer Zeit wieder auf. Aber – er ist schmerzhaft.

Wodurch kommt es zu dieser Hypertonie? Wodurch kommt es zum Wadenkrampf? Wissen Sie das immer? Eher nicht. Es ist eine Fehlregulation des Gehirns. Daran hat kein Mensch Schuld. Ein Baby macht sich auch nicht extra steif um Wut oder gar Ablehnung der Mama oder dem Papa gegenüber oder ähnliches auszudrücken. Es ist eine Fehlspannung, die über den betroffenen Menschen kommt. Überfallartig. Eine konkrete Ursache wissen wir nicht.

Schreibabys haben einen zu hohen, ständig verkrampften Körpertonus. Sie „machen" sich steif.

Die gute Botschaft in dem Dilemma:

Das Gehirn lässt sich aus dieser Fehlregulation heraushelfen. Das ist gar nicht kompliziert. Sie lernen mit Ihrem Baby eine Bewegungsübung auf dem Schoß, die Sie dann täglich zu Hause durchführen. Am Anfang – weil Sie erschöpft und übermüdet, total verunsichert sind und jetzt nicht auch noch Handgriffe und Bewegungen erlenen können – wird die Therapeutin diese Übung mit dem Baby machen, damit sich möglichst schnell dieser Hypertonus herunter reguliert.

Nicht selten schläft das Baby schon während der Übung ein. Nicht aus Erschöpfung – das hat ja bisher trotz stundenlangem erschöpfendem Schreien auch nicht funktioniert – sondern aus **Erholung**. Die über die Bewegungen erfahrenen Rotationen haben **sofort** diese ausgleichende harmonisierende

Wirkung auf die Gehirnregulation, sodass eine tiefe Erholung in das Baby kommt. Und natürlich auch in Mama und Papa.

Die zu hohe Körperspannung lässt sich relativ einfach positiv beeinflussen. Durch gute Haltung und passive Rotationsbewegungen.

Der Zustand des total angespannten und verkrampften Körpers ist für das Baby schlimm auszuhalten. Für die Eltern ist es sehr schlimm ihr Baby leiden zu sehen und zu hören und nicht helfen zu können. Es blutet ihnen das Herz. Trotz aller liebevollen Versuche können sie ihr Kind nicht beruhigen.

Das wiederum lässt in den Eltern Zweifel aufkommen. Fragen tauchen auf: Haben wir/habe ich etwas falsch gemacht, bin ich keine gute Mutter, kein guter Vater. Durch die Erschöpfung und den Schlafentzug beginnen aggressive Gedanken gegen das Kind, das wiederum erschreckt zutiefst, das Baby spürt diese verfahrene Atmosphäre und weint vielleicht zusätzlich deswegen. Es ist ein wirklicher Teufelskreis.

Sie haben als Eltern nichts falsch gemacht, wenn Ihr Baby stundenlang schreit und sich steif macht. Es liegt eine Fehlsteuerung des Gehirns vor, die sich unkompliziert ausgleichen lässt.

Je früher Sie dem Kind aus der Verspannung helfen – und das ist immer möglich – umso eher beruhigen sich all diese Folgeerscheinungen und Sie können endlich Ihr Kind genießen.

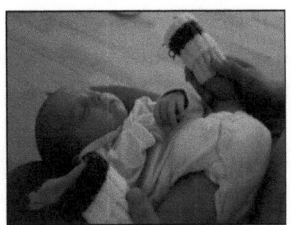

Endlich schlafen können und die Entspannung genießen!

2.3 Die „Wirkungskette" – mit einem Erfahrungsbericht aus der Praxis

„Wirkungskette" ist in der Rota-Therapie ein wichtiger Begriff, da der im Folgenden beschriebene Zusammenhang eine direkte Konsequenz auf die praktischen therapeutischen Überlegungen hat.

Alle Körperfunktionen werden vom Gehirn gesteuert. Die Voraussetzung für gute ausgewogene Körperfunktionen ist die gute Wahrnehmung. Also die Vorstellung, die das Gehirn vom Körper hat. Sozusagen damit es „weiß, was es alles zu regeln und zu koordinieren gibt". Das Körperschema, welches im Gehirn abgespeichert ist, bildet den tatsächlichen Zustand des Körpers ab.

Wenn also die Körperspannung sehr verkrampft ist, spiegelt sich dieser Zustand im Körperschema. Eine Verkrampfung der Muskulatur macht Muskeln kürzer, Gelenke steifer. Die Wahrnehmung für den Körper – so wie der Mensch sich fühlt – ist geprägt von Verkrampfung.

Am Beispiel der Hand:

Sind die Muskeln der Hand aufgrund einer zentralen Koordinationsstörung (ZKS) sehr verkrampft und dadurch immer in einer erhöhten Beugespannung, dann kennt das Gehirn die Hand nur mit verstärkter Beugung. Es weiß gar nichts von locker zu streckenden Fingern, von leicht zu bewegendem Daumen, der ohne viel Druck zart greifen kann. Also ist die Folge dieser „falschen" Wahrnehmung (immer verkrampfte verkürzte Muskeln), dass die Funktion der Hand nur mit starker Spannung, mit viel Kraft und nur mit eher groben Bewegungen

Die Körperwahrnehmung ist abhängig von der Körperspannung.

63

möglich ist. Feinmotorische Aktionen sind nur eingeschränkt oder gar nicht möglich. Weil der Tonus „das nicht hergibt". In der Umkehrung gilt das auch für die hypotone Situation.

Die Funktion eines Körperteils ist abhängig von der Wahrnehmung.

Das heißt, durch die eingeschränkte Wahrnehmung, die durch die „falsche Tonussituation" entsteht, ist die Funktion beeinträchtigt oder gar nicht möglich. Je nach Ausprägung der „Tonusregulationsstörung".

Daraus ergibt sich die in der Rota-Therapie sogenannte Wirkungskette:

Tonus → Wahrnehmung → Funktion

Die Qualität des Tonus bedingt die Qualität der Wahrnehmung, und diese die Qualität der Funktion.

Kann dieser Zusammenhang bei einer eingeschränkten Funktion hergestellt werden, macht es keinen Sinn, ja es ist geradezu falsch, die mangelnde Funktion „zu üben". (Also das Kind soll dann beim Schreiben nicht aufgefordert werden: „Drück doch nicht so fest.") Solange der Tonus nicht angemessener geregelt ist, **kann** die Funktion nicht besser werden. Also keine Funktionsübung, sondern dem Gehirn durch die Rotationsübungen „helfen", dass es eine gute Spannungsregulation hinbekommt.

So bessert sich entsprechend die Wahrnehmung und dadurch wiederum auch die Funktion. **Nun** ist die Voraussetzung für eine gute Funktion gegeben und das Üben der Funktion macht jetzt Freude, weil es zum Erfolg führt.

Für die ausgewogene Tonusregulation braucht das Gehirn Rotationsübungen. Im Sinne der „Nahrung" für das Gehirn, wie in Kapitel „Hintergrund" unter Punkt 2.1 ausgeführt. Das Gehirn lässt sich in diesem Sinne „helfen".

Wie tiefgreifend sich die Wahrnehmung mit der Veränderung des Tonus ändern kann, will ich an dieser Stelle am Beispiel der Erfahrung von L. erzählen, einem damals 8-jährigen Mädchen.

Die Eltern fragten bei mir um ein Beratungsgespräch für ihre Tochter L. an. Sie wurde in der 28. Schwangerschaftswoche geboren und im Laufe der Jahre hatte sich eine fixierte spastische Behinderung entwickelt. Sie saß im Rollstuhl und konnte sich nicht alleine versorgen. Das Sprechen war mühsam. Nachts musste sie mehrmals umgelagert werden. Sie hatte nur zwei- bis dreimal wöchentlich mit viel Unterstützung und unter großen Schmerzen Verdauung. Bis zum Beginn der Rota-Therapie wurde sie mit herkömmlichen Therapien behandelt. Mit 4 und noch einmal mit 5 Jahren musste sie an den Hüften operiert werden. Sie ging in die Schule und hatte dort einen Schulbegleiter, der sie unterstützte und z. B. nach ihrer Ansage das Schreiben übernahm.

Für ein erstes Gespräch zum Vorstellen meines Therapieansatzes war ich am späten Nachmittag zu einem Hausbesuch bei der Familie. Ich erklärte, was sich an therapeutischen Maßnahmen ändern würde, wenn sie sich für diese Therapie entscheiden sollten.

Ein Anliegen bei solchen Gesprächen ist, dass das bisherige tägliche passive Hinstellen mittels Stehbrett und Stehtrainer sowie jedes aktive Üben wegfällt! Denn wie schon in der vorher beschriebenen Situation ausgeführt:

Wenn mit spastischer – das heißt hypertoner, extrem ver-
krampfter – Muskulatur aktiv geübt wird, wird auch der
spastische Anteil trainiert. Zunächst soll jedoch alles the-
rapeutische Bemühen dahin gehen, den Spasmus zu redu-
zieren mit dem Ziel, dass eine Aktivität möglich wird, die
weniger belastend ist und langfristig nicht zu den sonst
zwangsweise aufkommenden Gelenkkontrakturen führt.

Eltern und L. waren neugierig geworden und wollten
sich zunächst für einige Wochen auf die neue Therapie
einlassen, um zu erleben, ob sich grundlegende Dinge än-
dern und L. sich wohler fühlen könnte.

Zum Schluss dieses Gesprächs waren alle neugierig,
was das denn nun für Übungen sind, die täglich durch-
zuführen seien. Also legten wir L. im Wohnzimmer auf
den Teppich und lagerten sie in zwei verschiedene Rota-
tions-Positionen mit Richtungswechseln. Alles ging gut,
bis L. nach ca. 15 Minuten „wie aus heiterem Himmel"
bitterlich zu weinen anfing. Ich tröstete L. und beruhigte
die erschrockenen Eltern. In dem Gespräch zuvor hatte
ich auf den Zusammenhang von Tonusqualität und ei-
gener Körperwahrnehmung hingewiesen. Ich konnte das
plötzliche Weinen von L. in diesem Sinne einordnen und
die Angst nehmen, es sei etwas Schlimmes passiert. Wir
brachten L., die sich allmählich wieder beruhigte, dann
zu Bett.

Die Rotationsimpulse
haben sofort eine
ausgleichende Wir-
kung im Gehirn, die
von den Betroffenen
manchmal direkt
wahrgenommen wird.

Am nächsten Morgen rief mich die Mutter an. Sie müs-
se mir unbedingt etwas erzählen: Am Morgen habe sie
L. gefragt, warum sie denn gestern so sehr habe weinen
müssen. Sie antwortete: „Ich hatte Angst, weil ich dachte,
ich bin jemand ganz anderer."

Warum dieses tiefe Erleben des „Anders-Sein" – be-
dingt durch die eingetretene Veränderung im Kör-

pertonus – so schnell, nach nur ca. 15 Minuten passiv gedreht werden kam, weiß ich auch nicht.

(Wobei „gedreht werden" bedeutet, dass man für ca. fünf Minuten in einer bestimmten Weise liegt, dann das gleiche auf der anderen Seite, danach passiv gestützt in einer bestimmten Weise sitzt. Es findet nicht eine permanente Drehung statt.)

Diese Veränderung der Körperwahrnehmung durch die Rotations-Impulse muss nicht auftreten, wird jedoch häufig in der einen oder anderen Weise erlebt, unterschiedlich intensiv empfunden und eben auch manchmal in Worte gefasst.

2.4 Die Bedeutung der Kopfkontrolle – mögliche Folgen bei einer Unreife

Normalerweise verschwinden frühkindliche Reflexe rechtzeitig, bevor sich ein neu anstehender motorischer Meilenstein entwickelt, für den die Reflexaktivität stören würde. Ist die Gehirnreife so weit fortgeschritten, dass das Kind beginnt aus der Bauchlage seinen Kopf mit einer gewissen Stabilität zu heben, dürfen der ATNR, TLR und STNR nicht mehr aktiv sein. Denn sie werden ja durch das Heben des Kopfes gegen die Schwerkraft im Raum ausgelöst! (Reflexe s. Kapitel 2.1.4)

Die Entwicklung in die aktive Aufrichtung beginnt mit dem Halten-Können des Kopfes.

Dieser Zeitpunkt ist mit dem 3. Lebensmonat gekommen, wenn der stabile Unterarmstütz beginnt, das Kind den Kopf schon einige Zeit anheben und sich im Raum nach rechts und links umschauen kann.

Hierzu noch einmal das Zitat von Václav Vojta:

„Auch die Angaben über die normale Waltezeit
der tonischen Nacken- und Labyrinthreflexe
differenzieren. Achtet man auf ihre kinesiologi-
sche Gestaltung, auf das reflexogene Muskelspiel,
besonders an den distalen Enden der Extremi-
täten, so ist es bei einem normalen Kind total
ausgeschlossen, ihre Positivität über das erste
Trimenon hinaus zuzulassen."
(V. Vojta: 1975, S.2)

Persistierende Primi-
tivreflexe verhindern
die Entwicklung einer
freien Kopfkontrolle.

Sind die Reflexe dennoch auslösbar (d.h. positiv), werden sie jedes Mal aktiviert, wenn das Baby altersgerecht den Kopf heben und bewegen will. Das kann sowohl bei einem grundsätzlich vorhandenen Hypertonus als auch bei einem Hypotonus geschehen. Beim Hypertonus ist der Reflex per se aktiv, beim Hypotonus muss die Reflexaktivität benutzt werden, da der vorhandene Grundtonus zu schwach ist.

Dann gibt es auch die Möglichkeit, dass ein Reflexmuster erst gar nicht durch einen der Auslöseparameter stimuliert werden muss, das Gehirn bringt den Körper „von sich aus" in dieses Muster.

Das kann dann so aussehen, dass ein sehr kleiner Säugling – Tage oder wenige Wochen alt – aus der Bauchlage **vermeintlich** den Kopf hebt, doch das Kopfheben ist keine „freie" Bewegung, sondern geschieht im System eines Reflexes. „Frei" würde bedeuten, den Kopf zu heben, **ohne** dass alle Körpermuskeln in eine zwanghafte Mit-Anspannung kommen.

Auf dem folgenden Foto ist ein kleiner Säugling im Alter von sechs! Wochen zu sehen. Für den Laien könnte es aussehen wie ein Unterarmstütz im Alter von drei oder vier Monaten. Die Eltern sind stolz, „wie kräftig" ihr Kind schon ist und wie gut es den Kopf schon halten kann.

Doch das ist keine „gute" Kraft, sondern ein den ganzen Körper in Stress bringendes System. Sie erkennen das an der hochgezogenen Stirn und den Augenbrauen, dem gestressten Blick, dem festen Mund und besonders auch an den festen Fäusten. Die Knöchel und besonders der kleine Finger der rechten Hand sind ganz weiß. Machen Sie es ruhig einmal selbst: So feste Fäuste, damit die Knöchel und Finger weiß werden. Dann ahnen Sie, welchen Stress, welche falsche Kraft das bringt. Zudem ist auf dem Foto auch noch eine Asymmetrie zu erkennen.

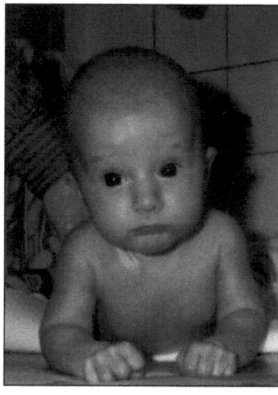

Das Foto zeigt keinen physiologischen Unterarmstütz!

Egal, in welchen Zusammenhängen die Reflexe aktiv sind: Die negativen Auswirkungen bleiben gleich. Das ist dann ein wirkliches Dilemma. Vom Entwicklungsalter her ist die „Idee" den Kopf heben zu wollen zeitgerecht (also ab dem 3. Lebensmonat), doch löst diese Aktivität den TLR, ATNR oder STNR aus. Dadurch kommt es zu einer Anspannung der **gesamten** Körpermuskulatur. Die Erfahrung, den Kopf zu heben **ohne** diese Extra-Anspannung des ganzen Körpers kann das Gehirn gar nicht machen.

Den Kopf im Raum
gegen die Schwerkraft
zu halten ist sehr
anstrengend.

Man sagt zu diesem Phänomen: **unreife Kopfkontrolle** oder auch **nicht ausgereifte Kopfkontrolle.**
Mit diesem Entwicklungsdefizit wird der Mensch
nun groß und hat innerlich immer diese übermäßi-
ge Körperspannung, alleine dadurch, dass er sich
im Alltag aufrichtet, sitzt, steht und geht – also den
Kopf gegen die Schwerkraft halten und bewegen
muss.

Die Körpersprache auf den folgenden beiden Bildern heißt in Worte „übersetzt": „Mein Kopf ist mir
zu schwer." Es ist sogar zu anstrengend, den Kopf
nur gegen die Schwerkraft zu halten.

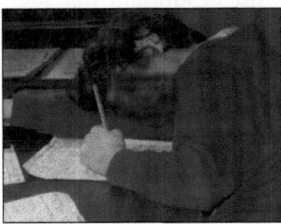 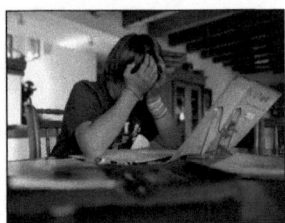

Der Kopf ist zu schwer.   © picture alliance, dpa, Julian
                              Stratenschulte

Diese besondere Muskelanspannung kostet Energie, was zu einer schnelleren Ermüdbarkeit sowie
zu einer Einschränkung der Konzentrations- und
Leistungsfähigkeit in allen Lebensbereichen, z. B.
beim Arbeiten oder Lernen, führt.

In Kapitel 2.6 „Auswirkungen der Tonussituation
auf die Konzentrations- und Lernfähigkeit" wird
auf diesen Zusammenhang noch detaillierter eingegangen.

Manche Menschen spüren diese innere zu hohe
Körperspannung, sie fühlen sich verkrampft und
dauernd angestrengt, in der Bewegung oder auch in

Ruhe. Kinder, die dieses System wahrnehmen, finden manchmal beeindruckend treffende Formulierungen. Wenn man genau hinhört und die Zusammenhänge einordnen kann, beschreiben die Kinder „ihr" Problem. Ich habe diese Zitate an anderer Stelle schon einmal gebracht. Da sie so eindrucksvoll sind, hier in diesem Zusammenhang noch einmal:

> *„Mama, das bin ich gar nicht,*
> *das macht jemand anderer in mir."*

> *„‚Es' hüpft dann immer."*

> *„Das kommt über mich,*
> *manchmal kann ich es unterdrücken."*
> *(Junge zum Phänomen „Arme Flattern")*

> *„Es ist, als ob ich ganz*
> *viele Bienen im Kopf habe."*

Andere Menschen nehmen diese erhöhte Spannung als solche nicht wahr, da sie damit groß geworden sind und dieses Körpergefühl als „normal" empfinden. Sie kennen ja nichts anderes.

Den Entwicklungsstand der Kopfkontrolle kann man unkompliziert durch den sogenannten Traktions-Test feststellen.

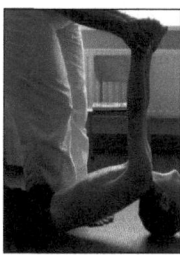 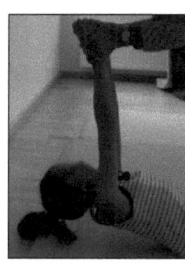 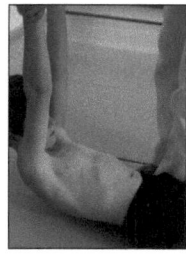

Durch den Traktions-Test kann der Entwicklungsstand der Kopfkontrolle festgestellt werden.

sehr unreife Kopfkontrolle = keine Kopfkontrolle

mäßig entwickelte Kopfkontrolle

gut entwickelte Kopfkontrolle

Die Ausführung sieht erst einmal einfach aus, ist es jedoch nicht. Der Test sollte von einer kompetenten Therapeutin durchgeführt werden. Es gibt einige Details zu beachten, damit der Test aussagekräftig ist und der Entwicklungsstand der Kopfkontrolle wirklich beurteilt werden kann. Es ist also nicht „einfach mal hochziehen".

Eine unreif entwickelte Kopfkontrolle kann durch die entsprechenden Rotationsübungen und eine angepasste Gestaltung der Aktivitäten im Alltag verbessert und gegebenenfalls auch ganz aufgeholt werden. Hier ist begleitend die gute Sitzgestaltung beim Arbeiten am Schreibtisch von besonderer Bedeutung. Dazu mehr in Kapitel 6.3.2 „Sitzen am Tisch".

Kinder, die in den Kindergarten oder in die Schule gehen, die normal herumspringen und Sport machen, können durchaus eine unreife Kopfkontrolle haben. Diese Unreife in der motorischen Entwicklung müssen und können die Kinder innerlich kompensieren, was jedoch – wie vorher beschrieben – Energie und Kraft kostet.

Man kann diese Unreife jedoch von außen gar nicht sofort erkennen. Eventuell zeigt sie sich in einer besonderen Körperhaltung beim Schlafen (s. hierzu Kapitel 2.5 „Auswirkungen der Tonussituation auf das Schlafen").

Es gibt aber leider auch Kinder, die eine deutlich schwerere Betroffenheit in dem Feld der Spannungsentwicklung haben, – das kann sowohl eine schwere Hypertonie als auch eine schwere Hypotonie sein (s. Kapitel 2.2) – sodass es nicht mehr zu einem mehr oder weniger „normalen" Abspulen mit leichter zeitlicher Verzögerung der motorischen Meilenstein-Entwicklung kommt.

Irgendwann ist absehbar, dass es nicht nur zu einer deutlichen Entwicklungsverzögerung und leichten Beeinträchtigungen kommt, sondern zu einem Stagnieren der Entwicklungsparameter, oder zu pathologischen – „falschen" – Bewegungsmustern. Also eine mehr oder weniger stark ausgeprägte körperliche Behinderung in den **grobmotorischen** Funktionen. Diese kann wiederum teilweise bestehen oder alle motorischen Fähigkeiten betreffen, sie kann reversibel, also teilweise korrigierbar oder auch fixiert sein. Es können auch die **feinmotorischen** Bereiche betroffen sein: also die Augen – mangelnder Blickkontakt –, die Sprache und/oder die Handfunktion. Ebenso können dann die **vegetativen Funktionen** des Körpers in unterschiedlicher Stärke belastet sein. Das betrifft das Essen, die Verdauung, die Temperaturregulation, die Durchblutung, das Schlafen.

Durch die Fixierung der falschen Körperspannung kann sich eine Behinderung entwickeln.

Gut ist es, wenn eine solche schwerere Betroffenheit rechtzeitig erkannt wird. Man spricht in diesem Stadium von einer spastischen Bedrohung. Es sollte dann natürlich frühzeitig mit einer neurophysiologischen Therapie begonnen werden. Bei der Rota-Therapie umfasst das tägliche intensive Rotationsübungen mit dem kleinen Säugling auf dem Schoß, intensive Mundtherapie (s. Kapitel 2.8) und die aufmerksame **konsequente** gute Alltagsgestaltung. Störende Reflexaktivität wird durch richtige Haltung beim Tragen, Stillen, Fläschchen Geben, Lagern etc. nicht ausgelöst und wird so vom Gehirn nicht „geübt" und fixiert. (s. hierzu das Kapitel 6.2)

Für den Therapieerfolg ist die angepasste Alltagsgestaltung zwingend notwendig.

Inwieweit eine deutliche Entwicklungsstörung durch die therapeutischen Maßnahmen aufgeholt werden kann, ist zunächst durch die zu beobachteten Defizite und Risikofaktoren nicht vorherzusagen. Meine Erfahrung in solchen Situationen zeigt, dass es mindestens zu einer Entlastung und so zu einer Verbesserung der Lebensqualität kommt.

Es gilt dann, beste Voraussetzungen und Bedingungen herzustellen, damit das **mögliche Entwicklungspotential** frei werden kann. Ebenso ist es sehr wichtig in einer solchen Situation ein realistisches **langfristiges** Therapieziel im Auge zu haben, das meint durchaus auf die nächsten Jahrzehnte hin gedacht.

2.5 Auswirkungen der Tonussituation auf das Schlafen

Ein Muskelstrang besteht aus weißen und roten Muskelfasern. Die roten sind für den gesunden Spannungszustand unserer Haltung verantwortlich (Normotonus). Die weißen bewirken die aktive Bewegung. Im wachen Zustand wechselt sich die bevorzugte Aktivität dieser beiden Muskelfasern ständig ab. Durch bewusstes Handeln kann einer eventuellen pathologischen Spannung gegengesteuert werden. (s. hierzu auch das Kapitel 2.6) Das verbraucht allerdings extra Kraft und Energie.

Im Schlaf gibt es keine bewusste Steuerung von Haltung und Bewegung.

Wenn man jedoch schläft, wird die Aktivität der einen Muskelfasern nicht mehr durch das bewusste Agieren der anderen unterbrochen. Die eine Art der Fasern kann dann in ihrem eventuell pathologischen Zustand ungestört aktiv sein. Daher kann man nachts am Schlafverhalten das pathologische Potential oft deutlich erkennen, auch wenn es tags nur verborgen aktiv ist.

Ein Kind, bei dem der TLR „vorwärts" wirksam ist, schläft in Bauch- oder Seitenlage, mit an den Bauch gezogenen Knien, gebeugten Armen und geballten Fäusten. Beim TLR „rückwärts" liegt das Kind in Seiten- oder Rückenlage wie ein Bogen gestreckt. In Rückenlage liegt das Kind dann im schlimmsten Fall nur mit dem Hinterkopf und den Fersen auf der Unterlage.

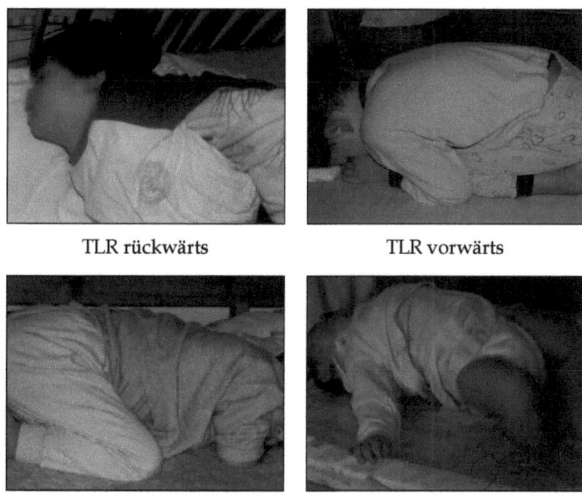

TLR rückwärts   TLR vorwärts

TLR vorwärts   TLR rückwärts

Tonisch belastete Schlafpositionen können sehr unterschiedlich aussehen, da sich verschiedene Reflexmuster auch überlagern können. Charakteristisch ist jedoch, dass sich die Körperhaltung nicht oder nur schwer passiv verändern lässt oder der Körper nach einer passiven Veränderung wieder in die vorherige Position zurückkommt.

Die Fotos zeigen Kinder in fixierten Körperhaltungen. Hier sind die roten, isometrischen Muskelfasern ungestört aktiv.

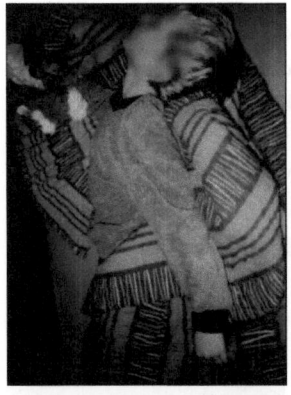

TLR rückwärts aus Seitenlage

STNR

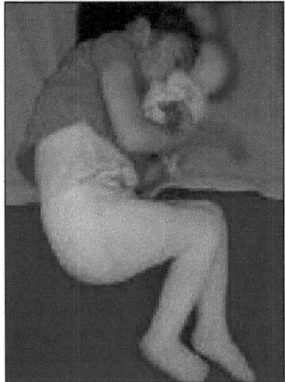

TLR vorwärts aus Seitenlage eines kognotiv schwer beeinträchtigten Mädchens

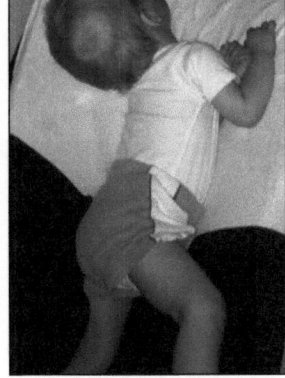

Junge mit starker und im Schlaf fixierter Nackenstreckung, „Schreibaby"

Als Zeichen einer tonischen Belastung kann es auch dazu kommen, dass im Schlaf die Bewegungsfasern (weiß) der Muskulatur ungebremst aktiv sind. Dann ist der Körper mehr oder weniger nonstop in Bewegung. Gelegentlich höre ich auf die Frage nach dem Schlafen Kommentare wie: „bewegt sich wie

ein Hubschrauber im Bett" oder „wie ein Brumm-
kreisel". Kinder können nicht bei den Eltern im Bett
schlafen, weil diese dann ständig von um sich schla-
genden Armen und Beinen getroffen und getreten
werden und so selbst keinen Schlaf finden.

Es ist verständlich, dass Menschen, die nachts permanent einer großen Muskelaktivität ausgesetzt
sind, am Tag unausgeschlafen, missmutig, ja sogar
dadurch depressiv oder auch aggressiv sind. Nicht
wenige Kinder äußern das auch, indem sie am Morgen nach dem Aufstehen sagen: „Ich bin so müde."
Oder sie sagen: „Mir tut der Rücken/Nacken weh."

Bei gesunder Kör-
perspannung ist man
morgens ausgeruht
und nicht erschöpft.

Die hohe Spannung, die man nachts sehen und
auch fühlen kann, ist auch tagsüber latent vorhanden und verursacht permanenten Stress. Betroffene
Kinder können sich in der Schule nicht angemessen
konzentrieren, weil sie erschöpft sind. Die Daueranspannung rund um die Uhr raubt ihnen Energie, Kraft, Leistungsfähigkeit und Lebensfreude.
Tragisch ist, wenn die Ursache für diesen Umstand
nicht erkannt wird. Das Kind wird geschimpft:
„Streng dich an!", „Gib dir Mühe!", „Konzentrier
dich doch mal", „Sitz ruhig". Jedoch: **Es kann nicht
können!** Je nach Veranlagung können diese Aufforderungen zu kindlichen Depressionen oder Aggres-
sionen führen. Durchaus aber auch bei den Eltern
oder Lehrern über die erfolglosen lieb gemeinten
und zunächst geduldigen Bemühungen.

Verkrampfte
Körperhaltung im
Schlaf bedingt
Konzentrations-
einschränkungen
am Tag.

Und das „nur", weil Primitivreflexe noch aktiv sind
und diese tiefste Ursache für Verhaltensauffälligkei-
ten und Leistungsminderungen nicht erkannt und
in Wert gesetzt wird.

Nicht nur für die Betroffenen selbst ist das schlimm, sondern eben auch für die Eltern und Lehrer. Sie bekommen das Gefühl, etwas falsch gemacht, nicht genügend gefördert und geholfen zu haben. Sie machen sich selbst Vorwürfe oder hören sie von anderen. Gehen zur Erziehungsberatung, bringen ihre Kinder zur Nachhilfe – doch wirkliche Hilfe bringt alles Mühen nicht. Das belastet selbstverständlich auch die emotionale und soziale Beziehung. Es führt bei allen Beteiligten zur Resignation und zu Minderwertigkeitserfahrungen.

Die beschriebenen Mechanismen können aus der Säuglings- und Kinderzeit bis ins Erwachsenenalter wirksam bleiben und in jeder Lebensphase entsprechend belasten.

2.6 Auswirkungen der Tonussituation auf die Konzentrations- und Lernfähigkeit

Wie in den vorherigen Kapiteln schon mehrfach erwähnt, hat die Tonussituation des Körpers direkten Einfluss auf die Lern- und Konzentrationsfähigkeit. In jedem Alter. Also nicht nur beim Schulkind.

Ein latent aktiver ATNR beeinträchtigt das Lernen durch eine zwanghafte Körperhaltung.

Angenommen bei einem rechtshändigen Kind ist der **ATNR nach rechts noch latent aktiv**. (s. Kapitel 2.1.4) Wenn das Kind nun etwas schreibt, schreibt es auf der Heftzeile nach rechts, der Kopf dreht sich leicht nach rechts. Dadurch wird nun das latente Muster des ATNR ausgelöst. Auf der rechten Gesichtsseite kommen alle Streckmuskeln in eine erhöhte Anspannung. Das bedeutet, dass sich der rechte Arm „strecken will". Diese Bewegung würde dann die Hand über den Heftrand hinausführen. Also müssen – unbewusst – die Beugemuskeln des Armes aktiviert werden, um diese Strecktendenz „abzufangen" und die rechte Hand am Heftrand anhalten zu lassen.

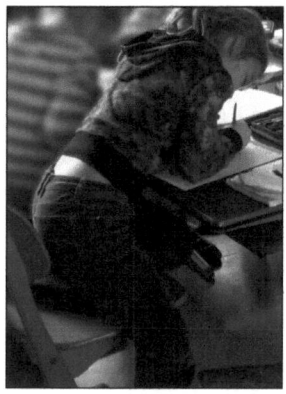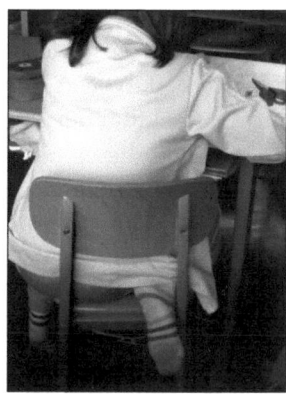

Die Körperhaltung ist durch den ATNR geprägt.

Ebenso kommen die Muskeln der rechten Hand und der Finger in eine erhöhte Streckspannung. Die Finger würden sich also öffnen. Da jedoch der Stift gehalten werden muss, werden auch hier unbewusst die Beugemuskeln der Hand und der Finger extra aktiviert, um dieser Strecktendenz zu entgegnen. Das ist natürlich möglich, führt jedoch dazu, dass die Finger den Stift extra fest drücken und der Druck auf das Heft auch extra groß ist. Das kann dann durchaus bei längerem Schreiben zu Schmerzen in der Hand führen und dazu, dass das Kind keine Lust mehr hat zu schreiben.

Wie schon in Kapitel 2.3 beschrieben, ist es daher logisch, dass es keinen Sinn macht dem Kind zu sagen „drück doch nicht so fest." Wenn Sie sich den von mir beschriebenen Zusammenhang vor Augen führen, ist klar, dass das Kind entweder **mit** diesem

Die Aufforderungen „setz dich gerade" oder „drück doch nicht so fest" helfen nicht.

Druck schreiben kann, oder eben nicht. Vielleicht kann es kurzfristig bei voller Konzentration den Druck etwas wegnehmen, jedoch nicht, wenn es sich mit den Gedanken auf den Inhalt dessen, was es schreiben oder rechnen soll konzentriert.

Die beschriebenen Mechanismen im Körper durch den latent aktiven ATNR betreffen natürlich nicht nur die Reaktion der Arme. **Alle** Muskeln im Körper sind in dieses Schema – Streckmuskeln der rechten Körperseite, Beugemuskeln der linken Körperseite extra angespannt – gezwungen. Das äußert sich dann zum Teil in deutlich allgemeiner asymmetrischer Körperhaltung: ein Bein ist meist hochgezogen auf dem Stuhl oder um das Stuhlbein geschlungen. Und das nicht nur beim Lernen. Auch beim Essen am Tisch oder bei anderen Gelegenheiten, bei denen der Kopf zur Seite gedreht wird.

Die Augenmuskeln sind natürlich auch in diesem asymmetrischen Schema „gefangen". Das kann zu Problemen beim Lesen führen. Die Augen können beim Lesen auf der Zeile nach rechts nicht gemeinsam das Wort fokussieren, da ein Auge nach außen „wegrutscht".

Für diese beschriebenen Extra-Anspannungen, die gezwungenermaßen und unbewusst in dem Reflexmuster zustande kommen, brauchen die Muskeln Energie – das heißt Sauerstoff. Dieser kommt über das Blut in den Muskel. Wenn jetzt alle Körpermuskeln über Gebühr angespannt sind, wird dafür ein übergroßes Maß an Sauerstoff benötigt. Das wiederrum geht dann auf Kosten der Gehirnleistung. Denn dafür ist nun nicht mehr ausreichend Sauerstoff zur Verfügung.

Solange der Körper in diesen Mechanismen „gefangen" ist, macht es wirklich keinen Sinn zu sagen: „jetzt konzentrier dich doch mal".

Auch bei einem latenten TLR oder STNR (s. Kapitel 2.1.4) greift dieser Mechanismus. Auslösefaktoren für diese beiden Reflexe ist u. a. das Beugen des Kopfes nach vorne. Wenn das Kind am Tisch sitzt und nach unten auf das Heft oder Buch schaut, wird alleine durch die Bewegung des Kopfes nach unten der ganze Körper in die Anspannung des jeweiligen Reflexmusters gebracht. Mit den oben beschriebenen Folgen für die Konzentration. Hierbei wird der Körper in symmetrische Muskelanspannungen gebracht. Der Stift wird extra fest gedrückt, der ganze Körper in Beugung nach unten zum Tisch hin „gezogen", sodass das Kind mit der Nase fast auf dem Heft hängt, obwohl die Augen keine Sehschwäche haben. (Was selbstverständlich beim Augenarzt kontrolliert werden muss!) Auch hier macht der Ratschlag keinen Sinn: „Setz dich gerade!" Er hilft ja auch nicht.

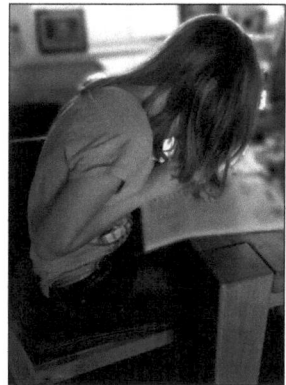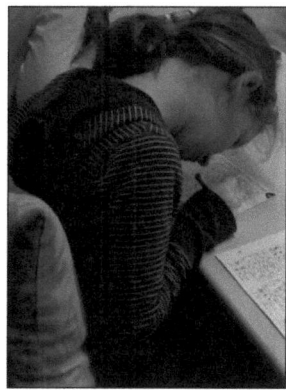

Zwanghafte Beugung der Muskeln
des Oberkörpers im STNR oder TLR.

Um aus diesen Reaktionsmechanismen herauszu-
kommen braucht es zwei Maßnahmen:

1. Täglich die bestimmten Rotationsübungen durchführen, um an der Ursache zu helfen.

2. Als Sofortmaßnahme zur Entlastung die Sitz-Situ-
ation angemessen ändern. (s. Kapitel 6.3.2 und 6.3.3)
Wenn Sie das Sitzen wie beschrieben ändern, bringt
es wirklich **sofort** eine Erleichterung! Es ist gar nicht
kompliziert – wirkt aber nur, wenn man es auch tut
(s. Zitat Goethe Kapitel 1).

2.7 Auswirkungen der Tonussituation auf die motorische Entwicklung

2.7.1 Bei leichter bis mittlerer Belastung

Wie in Kapitel 2.1 ausgeführt, ist jedem Menschen
das motorische „Entwicklungsprogramm" – Meilensteine genannt – angeboren.

Sie kennen das Phänomen aus der Entwicklung eines gesunden Kindes: Eines Tages dreht es sich oder
eines Tages krabbelt es oder eines Tages steht es
auf oder macht die ersten Schritte. All diese neuen
motorischen Funktionen müssen **nicht** geübt werden. Wenn die entsprechende Gehirnreife erreicht
ist, kommt die dazu geordnete Funktion „wie von
selbst". Der „Programmpunkt" ist dann abrufbar.

Was aber geschieht, wenn ein Kind sagen wir sechs
Monate alt ist, und es stützt sich aus der Bauchlage
noch nicht auf die Unterarme? Denn dieser Meilenstein wäre ja eigentlich schon möglich.

Ist das Baby faul? Oder muss man ihm zeigen, wie es funktioniert? Es animieren? Die Stützfunktion anbahnen? Stützen üben, damit das Baby sich aufstützt? Oft kommt die Aussage: „Wenn du es nicht mit ihm übst, wie soll er es denn dann lernen? Natürlich musst du es üben..."

Was tun, wenn ein Meilenstein nicht kommt? Üben oder nicht üben?

Doch: Dieser Ansatz ist falsch.

Wenn eine zentrale – das heißt vom Gehirn ausgehende – Muskelhypotonie vorliegt, dann kann das Baby diese eigentlich abrufbare Funktion nicht ausführen können. **Es kann nicht können.** Es fehlt die Voraussetzung – der „Normotonus" (s. Kapitel 2.2).

Die Muskeln zu trainieren und zu kräftigen wie bei einer zu schwachen Muskulatur aufgrund einer Ruhigstellung im Gips nach einer Knochenfraktur hilft hier **nicht**! Eine **zentrale** (vom Gehirn verursachte) Hypotonie lässt sich nicht durch periphere Kräftigungsübungen auftrainieren. Die Ursache liegt in einer falschen zentralen Koordination, also muss auch dort die therapeutische Hilfe ansetzen. Und **nicht** peripher, nicht am Körper. Über die angezeigten Maßnahmen der neurophysiologischen Therapie „lässt sich das Gehirn helfen", damit die zentrale gute Koordination gelingt, oder – bei einer schwerwiegenden zerebralen Störung mit Behinderung – zumindest besser wird und in der Behinderung vielfältige Erleichterung bringt.

Rotationsimpulse helfen zu einer gesunden Regulation des Körperspannung.

Also – ein wichtiges Prinzip in der Rota-Therapie: **Eine Funktion wird nicht geübt, wenn Sie nicht möglich ist.** (Bezogen auf die Meilensteinfunktionen.) Das ist ein anderes Prinzip, das nicht mit jenem z. B. beim Vokabel Lernen vergleichbar ist.

Es gibt kein genetisch angelegtes Programm für Englisch-Vokabeln. Wenn ich die nicht kann, **muss** ich sie üben. Oder das Klavierspielen oder das Rechnen usf.

Bei der motorischen Unreife gibt es einen „Störfaktor", der die abrufbare Funktion unterdrückt oder sie sich nicht entwickeln lässt. Diesen Störfaktor muss ich suchen und wegnehmen oder zumindest reduzieren, damit ich an der Ursache der Entwicklungsstörung helfen kann.

Wenn eine gewisse Unreife in der Gehirnentwicklung durch therapeutische Hilfe aufgeholt ist, kommt die zu erwartende motorische Funktion „von alleine", wie in der gesunden Entwicklung. Oder aber – weil die eigentliche Prägephase dafür schon zu weit weg ist – sie muss kurzfristig „geübt" werden. Jetzt **weil sie möglich ist** und nicht, **damit** sie möglich wird. Das ist ein entscheidender Unterschied.

Um diese verschiedenen Entwicklungsphasen mit den dazu notwendig gut dosierten Hilfen jeweils richtig zu beurteilen und einzuordnen, bedarf es fundierten Hintergrundwissens. Die Zusammenschau aller – nicht nur der motorischen – Entwicklungsparameter muss gewährleistet sein, um eine stabile und vor allem realistisch mögliche Beratung und Begleitung anzubieten.

2.7.2 Das Üben einer Funktion, die „von alleine" nicht kommt

Was geschieht aber nun, wenn die Funktion geübt wird, bevor die nötige Gehirnreife vorhanden ist?

Denn häufig funktioniert das Training ja und das Kind hat nun z. B. das Stützen „gelernt". War Üben also doch das richtige Mittel? War das Kind doch etwas faul oder begriffsstutzig?

Das Kind in der hypotonen Grundsituation ist in einem Dilemma. Denn der Gedanke, die Idee oder auch das Verlangen nach dem Stützen ist ja im Kind wach und altersentsprechend da. Nur gibt der vorhandene Tonus diese Möglichkeit nicht her. Wenn das Kind sich „extra" anstrengt oder dazu animiert und dabei unterstützt wird, kann die Funktion zwar durchgeführt werden, **jedoch nur** unter „Zuhilfenahme" von hypertoner, also verkrampfter Muskelspannung. Geschieht dies in einem Primitivreflexmuster – diese sind im Gehirn ja bekannt und abrufbar –, werden **alle** Muskeln des Körpers – buchstäblich von den Haar- bis zu den Zehenspitzen – gezwungenermaßen in eine Überanspannung gebracht. Es werden Muskeln angespannt, die für die eigentliche Aktion – nämlich z. B. sich auf die Unterarme stützen und den Kopf heben – gar nicht nötig wären. (s. auch das Foto in Kapitel 2.2.1 von den Kindern, die Seilchen springen)

Zum Verdeutlichen zeige ich das folgende Bild eines Säuglings beim Versuch aus der Bauchlage hochzukommen. Die Überspannung in den Armen und Schultern kann so stark einschießen, dass die Arme gar nicht mehr vorne bleiben, sondern sich zwanghaft nach hinten strecken. Wir sprechen von einer **Schul-**

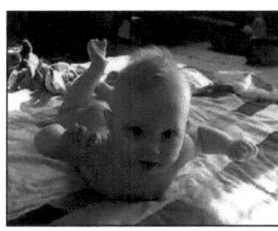

Kind im Muster „schwimmen" – bedingt durch einen aktiven TLR.

Die Körperhaltung „schwimmen" ist kein physiologischer Meilenstein.

ter-Retraktion. Diese kann mit gestreckten, oder auch gebeugten Ellbogen „einschießen". Dieses Bewegungsmuster, das Sie auf dem Foto sehen, wird leider in manchen Entwicklungsbüchern als physiologisches „Schwimmen" bezeichnet. Es ist jedoch **kein** physiologischer Meilenstein. Auf dem Foto sehen Sie die Anspannung aller Körpermuskeln, von den Haaren bis in die Zehenspitzen hinein.

Wenn in der kleinen Säuglingszeit dieses Haltungs- und Bewegungsmuster oft „einschießt" – es geschieht ja zwanghaft – „lernt" das Gehirn durch die stetige Wiederholung dieses Muster als „normal" anzunehmen und „benutzt" es dann auch im späteren Alter. Eine mehr oder weniger latente Überspannung bleibt dann als „Grundmuster" erhalten.

Hier passt ein Zitat von Dr. Obert, das Sie auch im Zusammenhang mit den Informationen zur Mundsituation im Kapitel 2.8. noch einmal finden werden:

> *„Der „Gehirn-Computer" wird durch Feedback-Mechanismen programmiert, ganz gleich, ob sie vernünftigen Tatsachen entsprechen oder Stressmeldungen und Irrtümern."*
> *(Dr. Obert: www.dr-obert.de)*

Das heißt, das Gehirn lernt auch Fehler, wenn ihm immer wieder falsche Informationen zugeführt werden.

Auf den folgenden Bildern sieht man die starke Schulterretraktion bei einem anderen Kind. Die extreme Faust bleibt sogar noch erhalten, wenn die Schultern aus der Fehlhaltung passiv herausgeholt werden – weiße Fingerkuppen weisen immer auf eine sehr hohe Anspannung hin. Sie können auch an den „aufgerissenen" Augen, der hochgezogenen Stirn die totale Anspannung erkennen. Motorisch bedeutet das für das Kind Stress und es ist somit auch für die Umgebung im Verhalten sehr anstrengend.

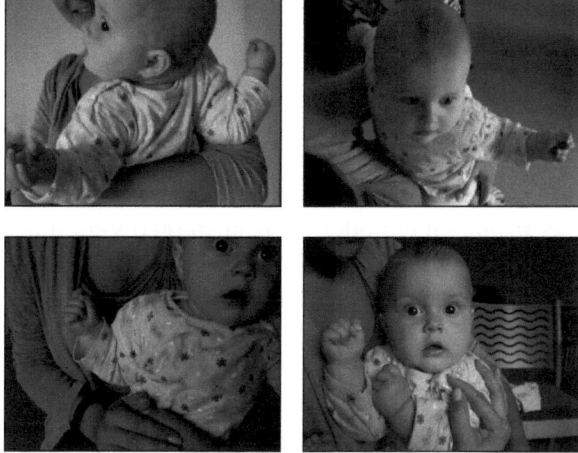

Zwanghaftes Arme und Schultern nach hinten Ziehen – Schulterretraktion – ist keine bewusste und sinnvolle Haltung.

Gelegentlich kommt in der Situation eines ersten Beratungsgespräches auch die Frage: „Und was geschieht, wenn man jetzt gar nichts macht?" Meint: keine Therapie?

Genau weiß man im Vorhinein nicht, wo diese zu hohe Körperspannung bei diesem einen Menschen hinführt. Je nachdem, welches Potential vorhanden ist um eine Belastung zu kompensieren. Kompensiert werden muss sie allerdings immer. Ein Kind, welches im Schulalter beim Schreiben sehr fest aufdrückt und dem die Hand beim Schreiben schnell wehtut, hat vielleicht als Baby solche Schulterretraktion und feste Fäuste gehabt? Die Frage der Eltern des Schulkindes: „Hätte man da nicht schon früher etwas tun können?" muss man eindeutig mit „Ja" beantworten. Wenn man die Symptome kennt und im kleinen Säuglingsalter in Wert setzt, hätte man schon damals „etwas tun können", und Frustrationen, die durch Unvermögen in der Feinmotorik erlebt wurden, hätten vermieden werden können.

In den vorangegangenen Ausführungen habe ich eine **allgemeine zentrale Hypotonie** vorausgesetzt.

Nun gibt es als Grundbelastung der zentralen Fehlsteuerung auch eine **allgemeine Hypertonie**. Das heißt, die Muskeln sind von vornherein schon immer in einer mehr oder weniger starken Verkrampfung. Also die Fäuste eher geschlossen als locker offene Hände – auch im Schlaf –, auch ohne besondere Aktivität eine hochgezogene Stirn, beim Getragen-Werden und Sitzen fast immer die Schulter-Retraktion und andere Auswirkungen permanent zu hoher Körperspannung, die in allen Körperregionen möglich sind. Manchmal sichtbar, manchmal verborgen – latent.

Eine zentrale Koordinationsstörung der Körperspannung kann zu einer Hyperaktivität führen.

Diese Kinder haben immer sowohl in ihrer Körperhaltung als auch besonders bei der Bewegung eine Daueranspannung in allen Muskeln. Das kann dann zu einer **Hyperaktivität** führen. Die Kinder sind nicht „bewegungsfreudig", sondern sie werden von der dauernden Anspannung in den Bewegungsfasern der Muskeln angetrieben. Die Muskelspannung ist wie ein innerer Motor, der immer läuft. Sie können gar nicht still sitzen, selbst wenn sie wollen. Die dauernde Bewegung ist ein Zeichen von motorischem Stress. Vergleichbar mit dem Zähneknirschen in der Nacht. Das tut auch kein Mensch gerne und absichtlich – es geschieht wie von alleine und tut dabei gar nicht gut. Man kann es aber über den

Hyperaktivität ist kein Ausdruck von Bewegungsfreude.

Willen nicht unterbinden. Es ist ein Automatismus. Eine Fehlsteuerung.

In solch einer Situation macht es keinen Sinn zu sagen und zu ermahnen: „Jetzt sitz doch mal still" o.ä. Genauso wie es keinen Sinn macht, wenn der Zahnarzt zu dem knirschenden Patienten sagt: „Jetzt hören Sie doch mal auf mit dem Zähneknirschen, Sie machen doch die Zähne kaputt…"

An der Ursache für diese Fehlregulation zu helfen ist gar nicht kompliziert: Es werden täglich über eine gewisse Zeit die bestimmten Rotationsübungen gemacht, täglich die mundmotorischen Impulse (s. Kapitel 2.8) sowie – hier besonders wichtig – für entlastende Maßnahmen im Alltag gesorgt. Und wenn alle Beteiligten den Mechanismus der großen Unruhe verstehen, ist das auch schon eine große Hilfe. Wenn das Kind also nicht mehr ermahnt wird still zu sitzen oder geschimpft wird, weil es wieder etwas umgerannt hat.

2.7.3 Bei schwerer Belastung

Liegt eine schwere zentrale Tonusregulationsstörung vor, so sind die Wirkmechanismen die gleichen, wie im letzten Kapitel beschrieben, nur können die Fehlbelastungen nicht mehr kompensiert werden. Die pathologischen – falschen – Spannungs- und Bewegungsmuster erfahren eine Fixierung. Sie sind stärker als die physiologischen – gesunden – Haltungs- und Bewegungsmuster, die verborgen als gute Information sehr wohl vorhanden sind. Aber sie sind eben überlagert von den falschen Mustern, sie haben keine Chance sich durchzusetzen. Die pathologischen Zustände können wiederum einerseits eher leicht sein, was bedeutet, dass

Bei sehr starker Fehlkoordination der Körperspannung werden die angelegten gesunden Bewegungsmuster unterdrückt.

gewisse Bewegungsabläufe unter Anstrengung und Konzentration willentlich noch ausgeführt werden können. Oder aber es ist kaum bis gar keine Kontrolle mehr über die körperlichen Aktivitäten möglich. Es kommt zu einer körperlichen Behinderung, bei der gewisse Funktionen gar nicht mehr möglich sind. Das können grobmotorische Behinderungen sein, also z. B. nicht gehen können, oder die Arme können nicht willentlich benutzt werden, der Kopf kann nicht gehalten werden. Aber auch feinmotorische oder vegetative Dysregulationen können in der Folge auftreten. Z. B. ist das Sprechen nicht mehr möglich, oder die Handfunktionen, Temperatur– und Verdauungsregulation sind gestört, Schlafstörungen entwickeln sich und andere Beeinträchtigungen mehr.

Die vegetativen Funktionen sind auch durch die vorhandene Körperspannung beeinflusst.

Bei einer schweren Tonusstörung spricht man von zerebraler Bewegungsstörung oder Zerebralparese. Das Üben und Trainieren einer motorischen Funktion ist dann besonders fatal. Durch das intensive Üben wird der in hohem Maße „falsche" – das bedeutet in dieser Situation dann spastische – Muskeltonus entsprechend intensiv gefordert und trainiert, sodass diese Pathologie sich verschlimmert. Durch das Training! Dadurch werden noch eingeschränkt mögliche motorische Funktionen, die im Alltag zur Selbstständigkeit vielleicht noch eingesetzt werden könnten, über die Jahre irgendwann gar nicht mehr möglich sein.

Aktives Training mit spastischer Muskulatur verstärkt den Spasmus.

Über die Aktivität mit der spastischen Muskulatur verkürzt sich diese und die Gelenke versteifen. Häufig kommt es auch zu Hüftluxationen oder so extremen Sehnenverkürzungen, dass ein operativer Eingriff nötig wird.

Gerade bei Menschen, die von solch schweren Krankheitsbildern betroffen sind, ist es wichtig, therapeutisch an der Ursache zu helfen. Das heißt alles zu unternehmen, die Spastizität zu begrenzen oder vielleicht sogar zu verbessern.

Die dann möglichen motorischen Funktionen – auch wenn sie belastet bleiben – kommen **ohne deren besonderes Training** und können in der vorhandenen Qualität im Alltag benutzt werden und Erleichterung bringen.

Motorisches Training bei einer spastischen Behinderung ist kontraindiziert und verschlechtert langfristig die allgemeine Situation.

Also: Auch in den schwereren spastischen Behinderungen kann über die Maßnahmen der Rota-Therapie in der gegebenen Situation sowohl für den betroffenen Patienten als auch für die unterstützenden und pflegenden Personen eine deutliche Entlastung erreicht werden.

Am besten ist natürlich, wenn die Entwicklung in eine schwere Behinderung sehr frühzeitig erkannt wird, wenn dann mit einem **realistischen Behandlungsziel** geholfen wird. Es gibt organische Störungen im Gehirn, die sich nie, mit keiner Methode, gesund therapieren lassen. Das anzuerkennen ist schwer. Es muss dann geschaut werden, wie das vom Gehirn her bestmögliche Entwicklungspotential herausgelockt werden kann.

Besonders bei sich abzeichnenden schweren Behinderungen muss ein langfristig realistisches Behandlungsziel gestellt werden.

Zunächst müssen die feinmotorischen und vegetativen Fähigkeiten gefördert und unterstützt werden. Das geschieht über eine Verbesserung der pathologischen Tonusregulation. Dadurch kommt es zu einer deutlich verbesserten Lebensqualität, auch wenn die Behinderung bestehen bleibt.

91

Es gibt in diesem Bereich sehr viel Erfahrung mit der Rota-Therapie. Hier ist ein mehrtägiger Hausbesuch am effektivsten, damit sehr konkret die individuelle Alltagssituation mit den verschiedensten Hilfsmitteln angeschaut und die sinnvollsten therapeutischen Übungen und Hilfestellungen erarbeitet und vor allem gemeinsam eingeübt werden können.

2.8 Einfluss der Situation des Mundes auf die gesamte Körperkoordination

Mit „Situation des Mundes" sind die drei Glieder aus der „Wirkungskette" (s. Kapitel 2.3) gemeint:

Tonus → Wahrnehmung → Funktion

Im Gehirn gibt es Projektionen des Körpers. Das meint das Körperschema. Diese Projektion nennt man „Homunculus".

Um ein Verständnis für den Zusammenhang des Mundes mit der allgemeinen Körpersituation zu bekommen, ist es notwendig, über den „Homunculus" in der Gehirnorganisation zu wissen. Sie können sich dazu Abbilder mit dem Stichwort „Homunculus" über „Google – Bilder" anschauen. Homunculus bedeutet „kleiner Mensch" oder „Menschlein". Auf die Großhirnrinde – dem Cortex – ist im Bereich vor und nach der Zentralfurche unser ganzer Körper projiziert. Diese Körperprojektionen gibt es auch noch in anderen Gehirnregionen, die miteinander vielfältig vernetzt sind. Die folgenden Ausführungen über Zusammenhänge beziehen sich auf den Homunculus der Großhirnrinde.

Auf der Großhirnrinde hat jeder Körperteil ein festgelegtes zugeordnetes Areal.

Die neuere Gehirnforschung zeigt, dass die Gehirnareale vor und nach der Zentralfurche sowohl der motorischen als auch der sensorischen Koordination zuzuordnen sind. Früher ging man davon aus, dass die Bereiche vor der Zentralfurche nur den motorischen ausgehenden Impulsen, die Bereiche hinter der Zentralfurche nur den sensorischen empfangenden Informationen zugeordnet sind. Von den Empfindungsrezeptoren in der Peripherie des Körpers werden die Informationen zu den sensorischen Bereichen des Gehirns gesendet. Es wird sozusagen „nach oben gemeldet", was im Körper gerade geschieht, und zwar, das ist wichtig, in der gleichen Qualität und Quantität, mit der diese Impulse im Körper tatsächlich stattfinden.

Über diese Rückmeldungen, die vom Körper nach oben die Gehirn- und Nervenzellen stimulieren, gemeinsam mit den Informationen über die Sinneszellen von Augen, Ohren und Innenohr (z. B. das Gleichgewicht betreffend) macht sich das Gehirn eine Vorstellung vom Körper und nimmt diese Wahrnehmungen als richtig an, auch wenn die Bewegungen und Reaktionen mit einem falsch geregelten Muskeltonus stattfinden (hyper- oder hypoton). Das Gehirn „lernt" dann mit dieser vorgegebenen Situation von sich aus eigene Bewegungen zu initiieren.

Zitat von der Seite des Kieferorthopäden Dr. Obert:

„Der „Gehirn-Computer" wird durch Feed-
back-Mechanismen programmiert, ganz gleich,
ob sie vernünftigen Tatsachen entsprechen oder
Stressmeldungen und Irrtümern."
(Dr. Obert: www.dr-obert.de)

Das bedeutet, dass das Gehirn Fehler lernt, wenn diese immer wieder vorkommen und nicht korrigiert werden.

Alle „Meldungen", die in den zugeordneten Gehirnregionen vom Körper her ankommen, werden sofort untereinander vernetzt. Das heißt, alle Bereiche „wissen" immer sofort, was gerade woanders los ist und sie beeinflussen sich untereinander, was die jeweilige Qualität der ankommenden Information betrifft. Hier haben natürlich die besonders großen Projektionsareale einen prägenderen Einfluss – Ausstrahlung – als die kleinen.

Es ist so, dass die Größe der jeweiligen Repräsentationsfläche im Gehirn nicht den tatsächlichen Proportionen der Körperteile entspricht. Das können Sie gut im Bildschema des Homunculus erkennen. Die Körperregionen, die mit besonders vielen Wahrnehmungszellen ausgestattet sind, haben eine entsprechend große Repräsentationsfläche im Gehirn.

Das Gehirn nimmt die ankommenden Informationen in diesen Regionen besonders wichtig und prägend für den allgemeinen Zustand des Körpers. Bezogen sowohl auf die motorische – d.h. tonische Situation – als auch auf die Qualität der Wahrnehmung.

Der ganzen Mundregion ist – wie Sie im Homunculusbild leicht erkennen können – ein überproportional großes Areal auf der Großhirnrinde zugeordnet. Viel größer, als es den tatsächlichen Proportionen entspricht. Für das Gehirn ist der Mund offensichtlich sehr wichtig, bezogen auf das gesamte Körperschema.

Hierzu zitiere ich noch einmal Dr. Obert:

„Das Gehirn stellt **fast die Hälfte** *seiner motorischen und sensorischen Funktionsmöglichkeiten dem Dentalgebiet zur Verfügung."* *(Hervorhebung durch die Autorin)*
(Dr. Obert: www.dr-obert.de)

Die Qualität von Tonus und Wahrnehmung des Mundes beeinflusst in dieser Weise über die Informationsvernetzung der Gehirnregionen den Zustand des ganzen Körpers wesentlich.

Ist also der Mund sehr verkrampft – Zähne zusammengebissen, Zähne knirschen, Zunge „klebt" am Gaumen, ausdauerndes und festes Saugen am Schnuller –, können selbst gute Entspannungsübungen für den Körper nicht wirklich erfolgreich sein. Die Verkrampfung im Mundbereich – die meist ganz unbewusst ist – kann die Wirkung von Entspannungsübungen minimieren oder im schlechtesten Fall ganz aufheben.

Die Spannungssituation des Mundes prägt in dieser Qualität die allgemeine Situation des ganzen Körpers.

Wenn man also z. B. fleißig und täglich Dehnungsübungen für verspannte (d. h. verkürzte) Hüftmuskeln macht und dabei der Mund verkrampft ist, kommt man nicht wirklich zu einer angenehmen Entspannung im Hüftbereich.

Der verkrampfte Mund kann Entspannungsbemühungen blockieren, weil das zugeordnete große Gehirnareal mit der darin abgespeicherten großen Anspannung die Tonussituation des ganzen Körpers prägt.

Von der vorhandenen Tonussituation ist – wie in der „Wirkungskette" hergeleitet (Kap. 2.3) – die

Funktionsqualität des entsprechenden Körperteils abhängig. Für den Mund gilt das z. B. für das Schlucken. Kinder mit einerhypotonen oder hypertonen Spannung im Mundbereich können hingegen einen zum Teil starken Speichelfluss haben, obwohl sie ja ansonsten (trinken, essen) schlucken können. Denn: Durch die gestörte Körperspannung wird die Wahrnehmung schlechter. Die Kinder spüren nicht, dass der Speichel fließt und **deswegen** schlucken sie nicht.

Aus diesen Gründen ist es unerlässlich bei Belastungen in dem System „Tonusregulation, Wahrnehmung und Funktion" (Wirkungskette) die posi-tive Beeinflussung des Mundes (Tonus und Wahrnehmung betreffend) in therapeutische Bemühungen mit einzubeziehen. Werden diese beiden Faktoren im Mundbereich besser, entwickeln sich also zum sogenannten „Normotonus" (s. Kapitel 2.2) hin, wird sich auch die physiologische Funktion (hier also das Schlucken) spontan verbessern. Schlucken braucht nicht geübt oder trainiert zu werden.

Doch nicht nur lokal im Mundbereich verbessern sich Symptome, auch in allen Körperbereichen kommt es zu einer verbesserten Qualität von Tonusregulation und Wahrnehmung und dadurch auch der Funktionen in der Grobmotorik.

Innerhalb der Rota-Therapie gibt es verschiedene Impulse im Mundbereich eine Tonus ausgleichende und die Wahrnehmung stimulierende Wirkung zu erreichen. Das sind unter anderem bestimmte Mundbewegungen – „Mundübungen" – sowie eine spezielle Stimulation des Mundes außen und innen mit einer elektrischen Zahnbürste.

Was Sie im Sinne einer Prophylaxe für die gute Körperkoordination beim alltäglichen Zähneput-zen beachten und sehr einfach umsetzen können, lesen und sehen Sie in Kapitel 7.3.5

3 Rota-Therapie

3.1 Beim Säugling

Wie geht das jetzt mit der Rota-Therapie? Was macht man da? Wie läuft so eine Behandlung ab?

Wenn Sie bei Ihrem Baby Symptome und Auffälligkeiten beobachten, die unter Indikationen (Kapitel 4.1) aufgeführt sind, dann kommen Sie zu einem ersten Termin.

Vor dem ersten Termin werden schon am Telefon oder per E-Mail-Anamnesebogen einige gezielte Anamnesefragen gestellt, damit gewisse Vorinformationen über die Beschwerden oder Auffälligkeiten und die gewünschten Ziele einer Therapie vorhanden sind.

Beim ersten Termin werden die notwendigen Alltagsmaßnahmen erlernt. Wenn Sie diese anhand der Beschreibungen in Kapitel 6.2 bereits vorab zu Hause durchführen können, ist das ein erster guter Anfang. Sollten Sie damit jedoch nicht zurechtkommen, dann warten Sie den ersten Termin ab, wir helfen Ihnen.

Was passiert beim ersten Termin und wie lange werden Übungen durchgeführt?

Dann lernen Sie bei diesem Termin in der Regel schon eine erste Bewegungsabfolge mit Ihrem Baby auf dem Schoß, die Sie sofort zu Hause umsetzen werden. Wie lange und wie oft am Tag die Rotationsübungen notwendig sind, wird jeweils individuell besprochen. Das kann zwischen einmal bis dreimal täglich für 20 Minuten variieren oder auch für einen begrenzten Zeitraum einmal 30 bis 60 Mi-

Gute Alltagsgestaltung für den Säugling und das Erlernen einer Bewegungsübung mit dem Baby auf dem Schoß sind Teil des ersten Rota-Therapietermins.

nuten am Stück. So lange und so oft, wie es Ihr Baby braucht um eine Situation anhaltend positiv zu verändern. Die Bewegungen und auch die Alltagsmaßnahmen sind für das Baby zunächst vollkommen passiv. Sie sind für das Baby nicht anstrengend. Oft schlafen die Babys auch dabei ein. Auch im Schlaf sind die Rotationsbewegungen wirksam im Sinne des Ausgleiches der Körperspannung.

Die Maßnahmen der Rota-Therapie orientieren sich an den primären Bedürfnissen des Kindes, bezogen auf den körperlichen, geistigen und seelischen Entwicklungsstand. Ein Grundbedürfnis des kleinen Kindes ist es, bei der Mutter und beim Vater („und

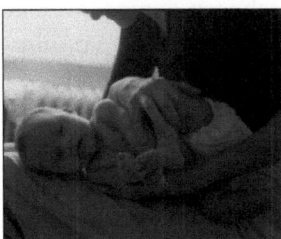

eine der gemütlichen Positionen
auf dem Schoß – Seitenlage

zwar in dieser Reihenfolge" – Zitat Wolfgang Bergmann, Kinderpsychologe in „Stern, Nr. 39/2007 S. 64) zu sein. Daher wird die Therapie zu Hause zunächst von der Mutter auf dem Schoß durchgeführt.

Das Kind wird erst passiv in einer bestimmten individuell festgelegten Reihenfolge in den Körperpositionen Bauchlage, Seitenlage, Rückenlage, sitzen im Arm bewegt. Und das in wechselnder Reihenfolge und Tempo.

Da das Baby diese verschiedenen Körperlagen aus dem Alltag sowieso kennt, erfährt es nichts wesentlich Neues oder gar Wesensfremdes. Das Besondere ist lediglich, dass diese Erfahrungen nun auf Mamas Schoß stattfinden und in der Abfolge nacheinander wechselnd erfolgen.

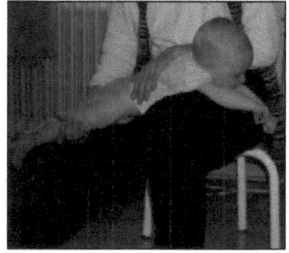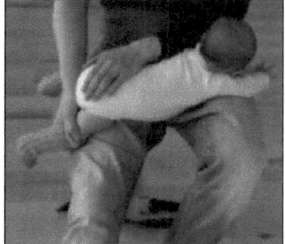

Bauchlage

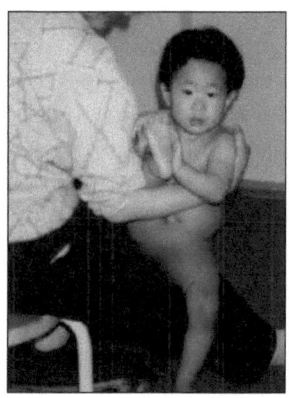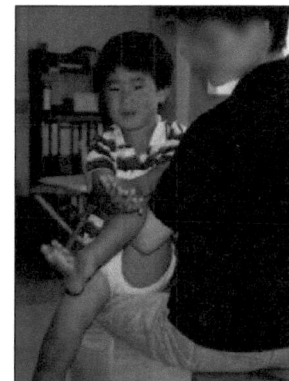

Seitsitz

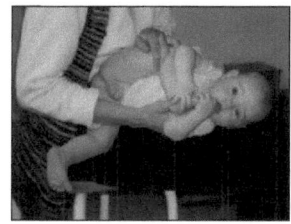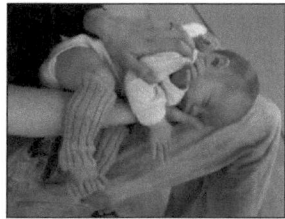

Seitenlage

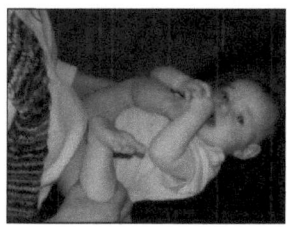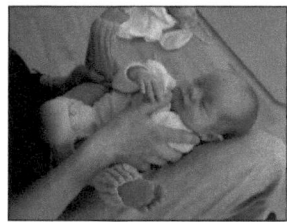

Rückenlage

Durch den Wechsel von einer in die andere Position wird Rotation um die eigenen Körperachsen im Raum erfahren, einhergehend mit der wichtigen Rotation der Wirbelsäule (Verdrehen von Schultergegen Beckengürtel).

Die Rotationsbewegungen sind zunächst passiv, später wird das Baby dabei aktiver.

Die passiv geführten Bewegungen auf dem Schoß sind physiologisch und nicht von Reflexen gesteuert. Sie sind rund und fließend. Sie werden so lange wiederholt, bis sich diese guten, gesunden Bewegungs- und Haltungsmuster im Gehirn einprägen, aktiv übernommen werden und die falschen, reflexgesteuerten an Einfluss verlieren. Je schwerer das Kind betroffen ist, desto länger am Stück und desto häufiger am Tag muss in den ersten Wochen geübt werden. Diese „Arbeit" auf dem Schoß, ist eine schöne gemeinsame Zeit der ungeteilten Zuwendung.

Rota-Therapie beinhaltet nicht nur die Durchführung von bestimmten „Gymnastikübungen".

Als zweiten wichtigen Bestandteil der Rota-Therapie lernen die Eltern und eventuell auch die betreuenden Personen, den alltäglichen Umgang mit dem Kind richtig zu gestalten. Dieser Aspekt wurde nun schon öfter erwähnt. Die Wiederholung schadet nicht, sie verdeutlicht, dass Rota-Therapie nicht bedeutet, nur bestimmte „Gymnastikübungen" zu machen.

Es werden Handgriffe für das Tragen, Hochnehmen und Hinlegen, Baden, Wickeln, für die gute Lagerung, das Anlegen zum Stillen oder später für die günstige Haltung beim Essen mit dem Löffel eingeübt. So wird in all diesen Situationen vermieden, störende und die physiologische Entwicklung hemmende Reflexreaktionen auszulösen. Einige Beispiele hierzu finden Sie wie schon erwähnt in Kapitel 6.2 in diesem Buch.

Als dritter Bestandteil wird die gute Spannungsregulation und Wahrnehmung des gesamten Mundbereiches gefördert.

Lesen Sie hierzu den Hintergrund in Kapitel 2.8 und einige praktische Anregungen in Kapitel 6.3.5.

3.2 Beim Kind und Erwachsenen

Die Maßnahmen der Rota-Therapie können in jedem Alter und bei jeglichem Schweregrad einer zentralen Tonusstörung angewendet werden.

Größere Kinder (ab einem Lebensalter von ca. 4 Jahren) oder Erwachsene führen die Übungen auf einer Matte auf dem Boden durch. Auch hier werden dabei verschiedene Körperpositionen eingenommen – also z. B. in bestimmter Weise auf der Seite liegen, auf dem Rücken, auf dem Bauch oder sitzen. Diese Positionen werden in gemütlichem Tempo gewechselt und so erfährt der Körper die Verdrehung der Wirbelsäule und die Rotation des Körpers um die Achsen im Raum. Dies ist immer der tiefste Wirkmechanismus.

Bewegungen des Körpers mit Rotation für „die Großen" werden auf dem Boden ausgeführt.

Es wird ein kleines Übungsprogramm erarbeitet, welches dann zu Hause täglich durchgeführt wird. Wie häufig am Tag und wie lange die Übungen jeweils durchgeführt werden, richtet sich nach der jeweiligen Lebenssituation, dem Grad der Beschwerden und der Symptomatik.

Die Übungen auf dem Boden bestehen aus gemütlichem Wechseln von Körperlagen.

Auch bei diesen Lagerungen und Lagerungswechseln können bei Bedarf alle Maßnahmen passiv gemacht werden. Bei einer Person mit schwerer spasti-

Auch bei einer be-
stehenden schweren
Behinderung ist eine
Erleichterung der
Situation möglich.

scher Behinderung oder auch bei einem komatösen Patienten sind die Impulse der Rotation möglich. Ob zu Hause oder im Krankenhaus, alle an der Pflege und Betreuung beteiligten Personen können darin angelernt werden.

Auch wenn auf Grund einer vorgegebenen Behinderung aktive motorische Verbesserungen nicht zu erwarten und möglich sind, erfährt der Patient eine subjektive Erleichterung, wenn die Spastizität sich vermindert, besonders auch über eine Verbesserung der vegetativen Funktionen. In den Bereichen Schlafen, Essen und – wichtig – der Verdauung. Ebenso werden alle Handhabungen für die pflegenden Personen leichter.

Der Zeitaufwand der
täglichen Übungs-
zeit variiert je nach
Beschwerden und
der gewünschten
Reaktion.

Bei einem ansonsten gesunden Schulkind, das beim Lernen Mühe mit der Konzentration hat, genügt in der Regel eine tägliche Übungszeit von 20 bis 30 Minuten, zusätzlich zur guten Organisation beim Lernen am Tisch und den Alltagsempfehlungen (s. Kapitel 6).

Auch nach vielen Jahrzehnten Arbeit mit der Rotation ist es immer wieder faszinierend, wie viel positive Veränderung und Erleichterung mit wie wenig regelmäßiger Rotation bewirkt werden kann! **Tägliche Umsetzung vorausgesetzt.**

Eine meiner Lehrgangsteilnehmerinnen sagte kürzlich trocken und lapidar:

„Die Übungen wirken – wenn man sie macht."

Wie oben erwähnt muss bei Kindern wie bei Erwachsenen nach Möglichkeiten der Entlastung im

Alltag „geforscht" werden. Das bedeutet, sich die Arbeitssituation anzuschauen, den Platz zum Lernen zu Hause und in der Schule. Impulse zur guten Beeinflussung der Tonusregulation sind im Alltag umzusetzen.

3.3   Rota-Basis-Prophylaxe

Mit den Maßnahmen der „Rota-Basis-Prophylaxe" ist der Anspruch verbunden, dass viele gute, einfach in den Alltag zu integrierende Impulse vom Babyalter an als Entwicklungsbegleitung umgesetzt werden können. So wie Sie Ihr Kind nicht gedankenlos „irgendwie" ernähren, sondern sich kundig machen über die bestmögliche Versorgung mit den notwendigen Nährstoffen.

Impulse zur guten Entwicklungsbegleitung und Prophylaxe können in den Alltag integriert werden.

Genauso machen Sie sich kundig über die bestmögliche Versorgung mit den notwendigen „Nährstoffen" für die Gehirnreife und die motorische Entwicklung. Wenn Sie diese Impulse umsetzen, tut sich ihr Kind leichter mit seiner Entwicklung.

Bei einer leichten Belastung mit Symptomen der Tonusregulationsstörung reichen sogar diese Maßnahmen schon aus, um einen guten Ausgleich zu erzielen.

Leichte Belastungen können mit den Maßnahmen der Rota-Prophylaxe sogar aufgefangen werden.

Diese Ausführungen gelten sowohl für Säuglinge als auch für die Kindergarten- und Schulkinder und natürlich auf für die Erwachsenen.

Diese Ideen finden Sie alle in Bildern und Erklärungen im Kapitel 6 in diesem Buch.

Viel Freude damit. Lassen Sie sich einfach einmal auf einige neuen Ideen ein. Sie sind alle jahrzehntelang erprobt.

Wenn Sie mit den Maßnahmen der Rota-Basis-Prophylaxe nicht zurecht kommen sollten, sie also nicht gemütlich und bequem durchzuführen sind, dann holen Sie sich Hilfe und Beratung bei den dafür ausgebildeten „Rota-Helferinnen".

Das Adressenverzeichnis finden Sie auf der Homepage www.rota-therapie.de.

4 Indikationen

In den vorangegangenen Kapiteln konnten Sie schon über einige Beschwerde- und Krankheitsbilder lesen, bei denen über die Rota-Therapie positiv Einfluss genommen werden kann.

Inwieweit es jeweils zu einer vollständigen Heilung kommen kann, hängt immer von der Schwere der Belastung und von eventuell irreversiblen Schädigungen des Gehirns ab. Diese können vielfältige Ursachen haben.

Eine Tonusregulationsstörung kann sich individuell unterschiedlich in ganz verschiedenen Bereichen auswirken. Je nach der Veranlagung des Betroffenen. Jeder Mensch hat Stärken und Schwächen in den Regulationssystemen. Bei Belastungen jedweder Art kommt es zuerst in den schwachen Systemen zu Symptomen.

So ist zu erklären, dass sich die entlastende Wirkung der Tonusregulation bei ganz verschiedenen Krankheitsbildern zeigt, da die Ursache für Dysfunktionen – die gestörte Spannungsregulation – behandelt wird und nicht das sich entwickelte Symptom.

Für die im Folgenden aufgeführten Beschwerde- und Krankheitsbilder gibt es mit den Anwendungen der Rota-Therapie durchwegs und kontinuierlich positive Erfahrungen:

4.1 Indikationen im Säuglingsalter

- Entwicklungsverzögerungen

- Stillprobleme, anhaltendes Schreien, Schlafstörungen, Verdauungsstörungen

- zentrale Koordinationsstörung (ZKS)

- zerebrale Bewegungsstörungen

- Frühgeburten mit den sich daraus ergebenden Belastungen vielfältiger Art, auch Zustände nach Gehirnblutungen

- Sauerstoffmangel während der Geburt und die Folgeschäden, z. B. eine spastisch bedrohte Entwicklung

- Hüftdysplasien oder –luxationen, Fußfehlstellungen (Rota-Therapie behandelt ohne Spreizhose, Gips oder Operation)

- asymmetrische Haltungen wie Säuglingsskoliose oder Schiefhals

- Tonusbelastung bei Neurodermitis

- motorische Unruhe, Hyperaktivität

- Hypotonie bei Trisomie 21 und anderen Syndromen bei genetischen Besonderheiten

4.2 Indikationen bei Kindern und Erwachsenen

- Auffälligkeiten im Sozialverhalten

- Hyperaktivität

- Störungen in der Grob- und Feinmotorik

- Lern- und Konzentrationsstörungen

- Schlafstörungen, morgendliche Müdigkeit

- Rückenprobleme (Rundrücken, Haltungs-
  schwächen, Rückenschmerzen, Skoliosen)

- Auffälligkeiten in der Sprach- und Sprechent-
  wicklung (z. B. Lispeln, Stottern), Zähneknirschen, Kieferfehlstellungen, Schluckstörungen

- Tonusbelastung bei Neurodermitis

- Menschen mit fixierten schweren spastischen
  Krankheitsbildern erfahren vielfältige Erleich-
  terungen im motorischen sowie besonders
  auch im vegetativen Bereich (schlafen, essen,
  Verdauung)

- symptomatisch orthopädische Erkrankungen
  als Folge einer Tonusstörung (z. B. Hüft-Ar-
  throsen, Morbus Perthes)

- neurologische Erkrankungen (z. B. Zustand
  nach Apoplex, MS, Morbus Parkinson)

5   Beispiele aus der Praxis

Im folgenden Kapitel lesen Sie die Zusammenfassung von Therapieverläufen sowie konkreten Patientenerfahrungen bei den Symptomenbildern Hüftdysplasie oder -luxation, neurogener Klumpfuß, Trisomie 21 und Querschnittslähmung. Diese sind beispielhaft für viele andere Behandlungsmöglichkeiten:

5.1   Hüftdysplasie bzw. Hüftluxation

Babys, die mit einem vordergründig orthopädischen, ursächlich jedoch neurologisch bedingten Symptom zur Welt kommen, wie das z. B. bei der Hüftdysplasie der Fall ist, haben auch in anderen Bereichen Auffälligkeiten. Sehr häufig sind sie insgesamt deutlich hyperton – verkrampft – und zeigen eine zu starke bis haltungsfixierende Aktivität von primitiven Reflexmustern. Dadurch sind sie im Alltag anstrengend, weinen viel, leiden unter starken Blähungen mit Bauchschmerzen und schlechter Verdauung, schlafen tags wie nachts wenig und schlecht. Auch ihre Ernährung kann durch den Hypertonus schwierig sein. Natürlich treten nicht immer all diese Symptome gemeinsam und gleich stark auf. In der Regel sind die Babys nicht „pflegeleicht". Diese Situation ist für das Kind und die ganze Familie enorm belastend. Zudem kommt noch die Sorge um das orthopädische Symptom mit vielen zeitaufwändigen Arzt- und Klinik-Terminen. Wird die zentrale Belastung frühzeitig erkannt und mit der Rota-Therapie begonnen, werden alle Symptome ursächlich behandelt. Das heißt, dass sich

Die zentrale Tonusbelastung macht nicht nur orthopädische Symptome beim Säugling.

Die Ursache für eine Fehlentwicklung der Hüftgelenke liegt im Gehirn und nicht an der Hüfte.

unter dem allgemeinen Ausgleich der Tonusregulation die Hüften gesund entwickeln können und das erreichte gute orthopädische Ergebnis bleibt stabil.

Durch eine allgemeine Verbesserung der Tonusregulation kann sich auch das Hüftgelenk normal entwickeln.

In den zurückliegenden Jahrzehnten meiner praktischen Tätigkeit haben sich alle Hüftdysplasien oder Hüftluxationen im kleinen Säuglingsalter durch die Rota-Therapie gesund entwickelt, immer unter der Voraussetzung, dass die erforderlichen therapeutischen Maßnahmen zu Hause über einen gewissen Zeitraum täglich durchgeführt wurden.

Die Hüfte ist in der Regel nach sechs Wochen Rota-Therapie symptomfrei.

In der Regel waren die Röntgenkontrollen sechs Wochen nach Therapiebeginn entweder ohne Befund (o. B.) oder bei schwererer Betroffenheit deutlich verbessert. Auch nach Jahren traten bei diesen Personen in keinem mir bekannten Fall Beschwerden oder pathologische Befunde im Hüftbereich auf.

Nachfolgend lesen Sie stellvertretend für unzählige ähnliche Verläufe die ausführlichere Aufzeichnung einer Therapiebegleitung sowie einige tabellarisch dargestellte Therapieverläufe bei Säuglingen mit Hüftdysplasie oder Hüftluxation.

Zunächst der Therapieverlauf bei einem Kind mit Hüftdysplasie (HD):

o. B. = ohne Befund, d. h. gesund

Patientin: L.K., geb. 15.03.2001

Beginn der Rota-Therapie: 23.11.2001
im Alter von 8,1 Monaten
Befund vom 21.11.2001: HD ,
Diagnosestellung vor 6 Wochen

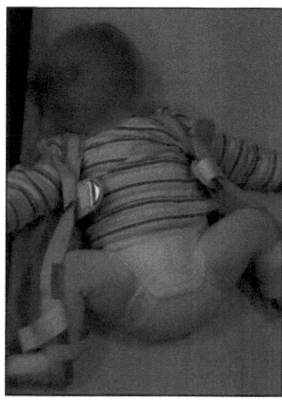

Tübinger Schiene, tags und nachts zu tragen

bisherige Therapie: *seit 6 Wochen Tübinger Hüftspreizschiene* **weiterer Therapievorschlag** *der Klinikärzte am 21.11.2001: Dringende Krankenhauseinweisung noch zum Wochenende zum Anlegen eines sogenannten Fettweisgips für ca. 4 oder 8 Wochen; eine nachfolgend notwendige Operation wird nicht ausgeschlossen.*

Befund und Verlauf der Rota-Therapie:

Frau K. kommt am 23.11.2001 erstmalig nach dem gestrigen Telefongespräch in meine Praxis. Zusätzlich zum ärztlichen Befund der Hüftdysplasie erhebe ich folgenden Befund:

Insgesamt in der Ruhe ein hypotones, in der Aktivität stark hypertones Kind, macht viel und fest die Fäuste, der Daumen ist nach innen geschlagen, starke Schulterretraktion beidseits, Füße und Zehen viel und fest gekrallt, kalte Füße. Sehr starke symmetrisch tonische Beinstreckung, d.h. starker aktiver STNR. Insgesamt weint L. viel und überstreckt sich dabei sehr.

Bis zum 4.12.2001 erfolgen **vier Therapiesitzungen**, *in denen Frau K. die wichtigsten therapeutischen Übungen sowie die notwendigen Maßnahmen im Alltag lernt. Sie setzt dies von der ersten Begegnung an zu Hause konsequent um. Bis zur Röntgenkontrolle im Januar übt sie mit ihrer Tochter* **täglich dreimal je 20 – 30 Minuten.**

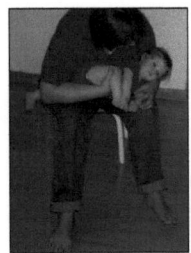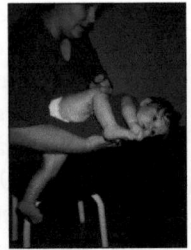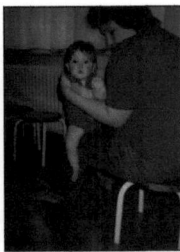

einige Positionen aus der motorischen Übung

Bis Anfang Januar – fünf Wochen nach Beginn der Rota-Therapie – haben sich die starken tonischen Streckungen deutlich gebessert.

L. kann gemütlich auf dem Boden liegen und sich beschäftigen. Sie ist zufriedener und schläft auch tagsüber gut.

Röntgen-Kontrollen *am 10.01.2002: Die Hüfte hat sich nach 7 Wochen Rota-Therapie gesund entwickelt!*

Die Röntgen-Kontrollen am 07.03.2002 und 04.07.2002 sind „o. B."

*Der behandelnde Orthopäde ist positiv erstaunt und überrascht, dass die Hüften mit der doch zu-vor starken pathologischen Betroffenheit ohne die sonst übliche Gips- und Schienenversorgung gesund geworden sind. Die letzte **Röntgenkontrolle war im Januar 2003** – ebenfalls o. B.*

Weitere Entwicklung: *L. hat sich bis September 2004 in ihrer Grob- und Feinmotorik sehr gut entwickelt. Sie spricht gut und ist ein zufriedenes Kind. Die Hüften entwickeln sich ohne besondere Auffälligkeiten.*

Weitere Therapie: *Bis zu diesem Zeitpunkt hat Frau K. mit ihrer Tochter täglich einmal für ca. 20 Minuten* *die Bewegungsübungen auf dem Schoß gemacht, um das gute Ergebnis zu stabilisieren.*

Im September 2004 ist L. 3,6 Jahre und macht gelegentlich die Bewegungsübungen auf dem Boden.

Therapiekontakte: *Bis zum März 2003, dem letzten Therapietermin, hatte Frau K. mit L.* **neun Kontakte** *in meiner Praxis, vom ersten Anlernen bis zu den späteren Kontrollen. Zwischendurch, besonders in den ersten zwei Monaten kamen einige* **telefonische Beratungen** *und Hilfestellungen hinzu.*

Auch unter den Aspekten außerhäuslicher Zeitaufwand für die Familie sowie Kosten für die Krankenkasse ein zufriedenstellender Verlauf und das beste Ergebnis.

Im Folgenden lesen Sie einige stichpunktartige Therapieverläufe bei Säuglingen mit Hüftdysplasie (HD) und Hüftluxation.

o. B. = ohne Befund, d. h. gesund
LM = Lebensmonat/US = Ultraschall

Name Geburtsdatum Wohnort	Hüftbefunde und bisherige Therapie	Therapiebeginn Alter	Befunde nach Rota-Therapie
Max O. 1.6.1995 Köln	HD li Typ 2a keine Therapie	18.9.1995 3,2 Monate	US 30.10.1995: o. B. bis Sept. 2004: o. B.
Christine S. 11.11.1991 Backnang	HD li, HD re 9. – 12. LM: Spreizhose 12. – 24. LM: Tübinger Beugeschiene OP war angekündigt	21.3.1994 2,4 Jahre	
Hannah R. 26.5.1995 Köln	HD li keine Therapie	8.7.1995 6 Wochen	US 6.9.1995: o. B.

Sarah-Jolan B. 16.3.1995 Rheinbach	Hüftluxation, 2 Wochen Pavlik- bandage postpartal, seit 5.5.1995 Tübinger Spreizschiene	8.5.1995 7,4 Wochen	US 23.8.1995: o. B.!! Im September 2004 sind die Hüften weiterhin o. B. sportliches Kind, Leistungsturnerin Telefon im Frühjahr 2015: Studentin der Medizin, keine Hüftprobleme
Rebecca R. 17.8.1992 Bonn	Mit 8 Wo HD Diagnose	3.11.1992 11 Wochen	US 15.1.1993 re: o. B., li 1° geb. US Feb 1993: bds. o. B. bis Sept. 2004: o. B.
Mädchen 5.9.1992 Meckenheim	6.10.1992: Behand- lungsbedürftiger Hüft- typ III mit Dezentrie- rungstendenz bds.	8.10.1992 4,3 Wochen	US 17.11.1993: regelrechte Stellung der Oberschenkel- köpfe, noch nicht gut entwickel- ter Pfannendacherker bds. US 8.2.1993: kein pathologischer Befund bds. = o. B.
Junge 6.3.2003 Hamburg	Mit 4.LM Diagnose bds. HD	28.7.2003 4,3 Monate	US 4.9.2003: o. B.
Valentin T. 28.3.2002 Köln	Juni 2002: HD re II e/d 20.6. 2002: 1.Tübinger Schiene Okt. 2002: 2. Tübinger Schiene nur minimale Verbes- serung	9.11.2002 7,2 Monate	Rö 9.1.2003: Hü deutliche geb. braucht nicht operiert werden Rö 2.7.2003: o. B.
Hadja C. 7.3.2002 Köln	Hatte 10 Wo Spreiz- hose Rö-Ktr. mit 12 und 19 Monaten war unbefrie- digend Soll im Alter von 2,6 Jahren operiert werden, wenn die Hüftwinkel so bleiben	21.10.2003 19,2 Monate	April 2004 Rö- Ktr Beurteilung in der Uniklinik Köln: Hü haben sich ganz toll entwickelt. Keine Therapie und bes. keine Op mehr nötig. Die Verbesserung habe nichts mit Gymnastik zu tun.
Niklas O. 2.2.1994 Alsdorf	Breit gewickelt von Geburt an Spreizhose bis 6. LM	15.8.1994 6,2 Monate	Hü-Ktr.: o. B. bis Sept. 2004 ohne Symptome: o. B.

5.2   Neurogener Klumpfuß

Stellvertretend für einige erfolgreiche Klumpfußbe-
handlung lesen Sie nachfolgend die Stationen des
Therapieverlaufs von dem kleinen – nennen wir ihn
– Hans. Er kam am 7.10.2000 mit beidseitigen Fußanomalien – Hackenfuß und Klumpfuß – zur Welt.

Rota-Therapie
behandelt neurogenen
Klumpfuß und andere
Fußanomalien an der
Ursache.

*Zunächst wurde der schwerer betroffene Fuß (Klumpfuß)
direkt nach der Geburt eingegipst. Nach ca. einer Woche
wurde dieser Gips abgenommen. Danach wurden sofort
beide Füße eingegipst. Am 17. Lebenstag diagnostizier-
te der niedergelassene Kinderarzt eine zentral bedingte
Tonusstörung und sah hier den Zusammenhang zu den
Fußfehlstellungen. Deswegen wurde der Gips auf seine Anweisung hin entfernt. Am 18. Lebenstag, also am
25.10.2000 begann dann die intensive Zeit der Rota-Therapie.*

*Noch im Alter von sechs bis sieben Monaten meinte der
begleitende Orthopäde, eine Operation sei dringend nötig. Ohne diesen Eingriff würde der Klumpfuß bleiben,
verbunden mit entsprechenden Problemen beim Gehen.
Insgesamt litt Hans unter einem stark erhöhten Muskeltonus des ganzen Körpers, er weinte viel, hatte starke Blähungen, ein hartes Aufstoßen und machte sich oft steif.*

*Die Hüftgelenke waren beidseits durch die erhöhte Mus-
kelspannung stark in der Bewegung eingeschränkt. Hans
schlief schlecht ein und insgesamt wenig.*

*Die erste Anleitungsphase war nicht einfach. Ich habe
hier oft selbst therapiert, weil die Mutter erschöpft war.
Die Übungen waren bedingt durch den Hypertonus
technisch anfangs schwer durchzuführen. Auch emotional war es eine fordernde Zeit, da Hans ebenfalls bedingt
durch den Hypertonus viel weinen musste. Bald jedoch*

wurde er merklich weicher und schlief auch oft bei den Übungen auf dem Schoß ein.

Bis Ende November 2000 – also über fünf Wochen – waren wöchentliche Therapietermine notwendig. Danach brauchte die Familie weniger Unterstützung. Zu Hause wurde über die ganze intensive erste Zeit – über einige Monate – täglich therapiert.

Die Abstände von Kontrollterminen in meiner Praxis wurden bis Mai 2001 auf einen Termin im Monat vergrößert. Zu Hause machte die Mutter weiterhin täglich die Übungen.

Die Körperspannung von Hans wurde über die Wochen normoton, sodass er gut schlafen konnte und insgesamt kaum noch weinte. Der Alltag war für die Familie so weniger anstrengend.

Ab Mai 2001 – sieben Monate nach Therapiebeginn – waren beide Füße passiv weich und in allen Gelenken frei zu bewegen. Aktiv konnte der ursprünglich schlechtere Fuß noch nicht in vollendete Korrekturstellung kommen. Der andere Fuß war ab diesem Zeitpunkt auch aktiv in normaler Stellung und ist es bis heute.

Im Alter von 9,2 Monaten war der schwerer betroffene Fuß deutlich kleiner und hatte noch eine deutliche Sichelfußstellung.

Als Hans sich mit ca. 11 Monaten aufstellte, konnte die Fußsohle passiv zwar flach auf den Boden gebracht werden, ohne Hilfe drehte der Fuß jedoch noch stark bis auf den Rist. Das Hinstellen wurde soweit irgend möglich noch lange unterbunden. Der Fuß blieb unter der Therapie passiv in allen Gelenken frei und weich.

Bis April 2002 konnte Hans immer länger auf dem flachen Fuß stehen, beim Gehen drehte er noch auf die Außenkante. Seit September 2002 – damals war er 23 Monate alt – geht er stabil und bis heute auf dem flachen Fuß. Zu Anfang war der Fuß um zwei Schuhnummern kleiner als der andere (durch die erhöhte Muskelspannung der kleinen Fußmuskeln), diese Differenz ist bis heute aufgeholt. Der Unterschenkel ist noch etwas dünner im Umfang. Hans kann ohne jegliche Einschränkung gehen und laufen. Er ist jetzt im ersten Jahr in der Schule. Die Lehrerin erlebt ihn als ruhigen, aufmerksamen Schüler. Er ist ein ausgeglichenes und fröhliches Kind ohne Anzeichen für eine neurologische Belastung.

Im Sommer 2013 erzählt Hans stolz, dass er beim Schulfest der schnellste in seiner Jahrgangsstufe im Laufwettbewerb war.

Hier einige Bilder über den Verlauf der Jahre:

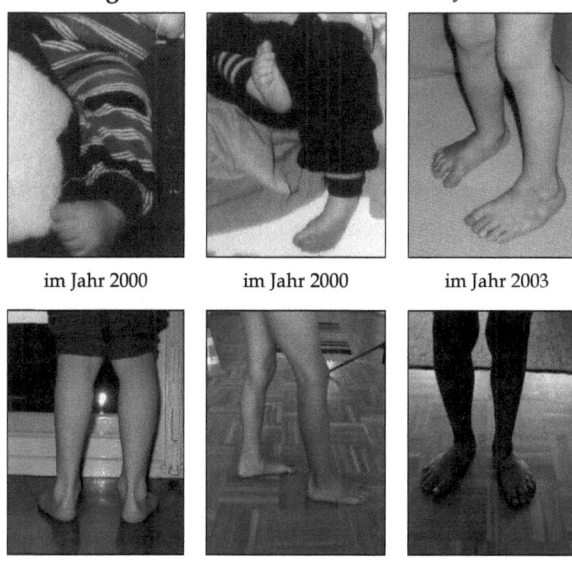

| im Jahr 2000 | im Jahr 2000 | im Jahr 2003 |
| im Jahr 2005 | im Jahr 2007 | im Jahr 2007 |

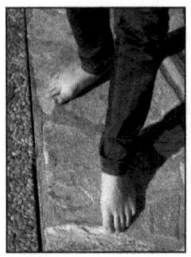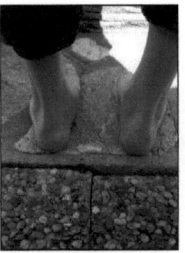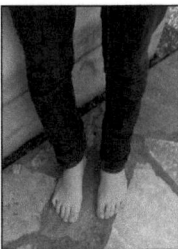

Februar 2016

5.3 Trisomie 21

Menschen mit angeborenen Genveränderungen (z. B. Trisomie 21) haben in der Regel einen hypotonen (zu niedrigen) Muskeltonus. Diese zu niedrige Körperspannung ruft charakteristische Symptome hervor – z. B. eine schlaffe Körperhaltung, vermehrter Speichelfluss, offen stehender Mund mit der Zunge zwischen den Lippen oder Zähnen, undeutliche Sprache, verzögerte senso-motorische Entwicklung, auffälliges tollpatschiges Gangbild, um nur einige Auswirkungen zu nennen. Die Wahrnehmung des eigenen Körpers ist beeinträchtigt, was wiederum die Wahrnehmung nach außen reduziert und eingeschränkte motorische, geistige und emotional-soziale Erfahrungsmöglichkeiten nach sich zieht.

Rota-Therapie zeigt gute Erfolge bei Trisomie 21.

Nach meiner langjährigen Erfahrung lässt sich die zentrale Tonusregulation unabhängig von einer vorliegenden genetischen Besonderheit positiv beeinflussen. Die durch die Hypotonie bedingten Symptome verbessern sich wesentlich, bzw. treten gar nicht auf, wenn frühzeitig – am besten gleich nach der Geburt – mit der Therapie begonnen wird. Kinder mit Trisomie 21, die frühzeitig mit der Rota-Therapie behandelt werden, entwickeln sich motorisch weitestgehend altersgerecht und sind von einem Laien als „typische Down-Kinder" nicht auf den ersten Blick zu erkennen.

Beispielhaft für viele andere Kinder bestätigt dies die Entwicklung bei Selina.

Selina S. ist im August 2004 geboren und war zu Beginn der Rota-Therapie sechs Wochen alt. Sie hat sich motorisch unauffällig entwickelt, schläft gut, hat einen schönen Lippenschluss, spricht im Alter von drei Jahren Zwei- bis Drei-Wortsätze, kann alleine essen und trinken. Im Alter von vier Jahren geht Selina mit Freude in den Kindergarten. Sie spielt schön mit den anderen Kindern und mit der kleinen Schwester. Sie malt, fährt mit dem Laufrad und im Winter steht sie schon auf Skiern.

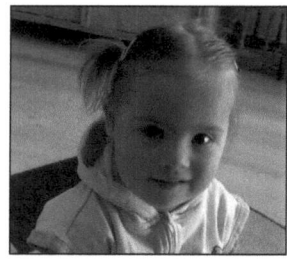
Selina mit 3,4 Jahren

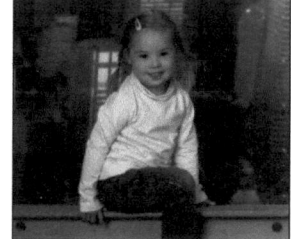
Selina mit 4,4 Jahren

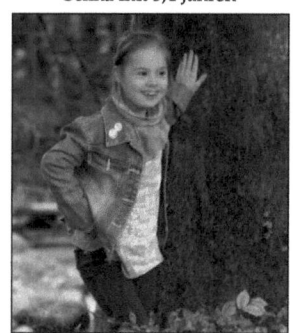
stolze 10 Jahre

Auch wenn die allgemeine motorische Entwicklung bei den sehr früh therapierten Kindern mit Trisomie 21 relativ unauffällig verläuft und auch die motorische Situation im Mundbereich mit stabilem Lippenschluss sehr befriedigend ist, bleibt bei allen von mir bisher begleiteten Kindern die Sprachentwicklung zum Teil stark verzögert. Selbstverständlich wird frühzeitig parallel eine logopädische Behandlung als intensive symptomenbezogene fachliche Förderung empfohlen. Die schulischen Leistungen – lesen, schreiben, rechnen – sowie auch das Erlernen der Kulturtechniken sind mit der notwendigen besonderen Förderung zufriedenstellend.

Der Junge, von dem Sie nun einige Fotos sehen, wurde bereits im Alter von wenigen Tagen intensiv mit der Rota-Therapie behandelt.

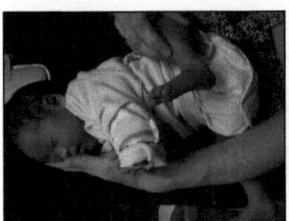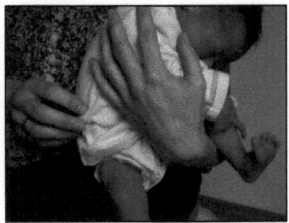

im Alter von 5 Tagen

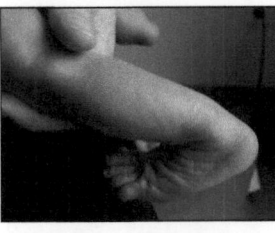

Der Fuß wird durch das unkoordinierte Gleichgewicht der Muskelspannung bis zum Schienbein hochgezogen.

Bis zum Alter von 15 Monaten wurde die motorische Rotationsübung dreimal täglich über je 30 Minuten von der Mutter auf dem Schoß durchgeführt. Er konnte dann recht gut frei gehen. Bis zum Alter von 17 Monaten wurde die Übung noch zweimal täg-

lich weitergeführt. Seitdem entwickelt er sich gut und altersentsprechend ohne eine besondere therapeutische Förderung. Die Sprachentwicklung ist verzögert.

Nach der Geburt hatte er beidseits Hackenfüße, die sich nach wenigen Wochen vollständig korrigiert haben. Hackenfüße sind – wie alle neurogenen Fußdeformitäten – Folge der zentralen Tonusregulationsstörung und lassen sich dementsprechend ursächlich durch den Tonusausgleich ohne Gipse, Schienen oder Operationen gut korrigierend behandeln.

Die Fußfehlstellungen sind durch die Rota-Therapie vollständig korrigiert und es bestehen keinerlei Funktionseinschränkungen.

Hier einige Fotos von ihm.

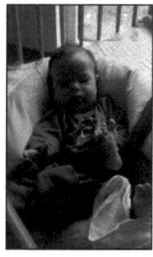 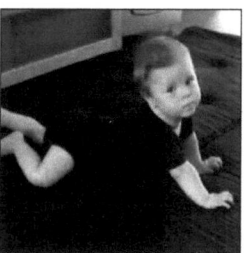 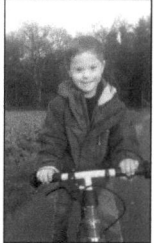

| im Alter von 4 Monaten | im Alter von 9 Monaten | im Alter von 4,2 Jahren |

Im Folgenden noch einige Fotos von diesem kleinen Mädchen.

Sie war zu Beginn der Rota-Therapie 12,1 Monate. Konnte sich ab dem 7. Lebensmonat auf dem Boden rollen, sie robbte seit dem 11. Monat vorwärts. Ansonsten keine motorische Aktivität in Richtung Aufrichtung. Einschlafen und das Schlafen an sich waren langwierig und mühsam, ebenso die Verdauung, sie hatte keinen Lippenschluss.

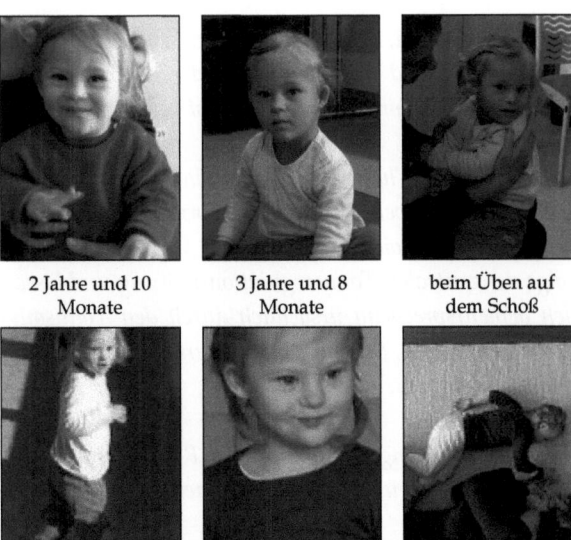

2 Jahre und 10 Monate	3 Jahre und 8 Monate	beim Üben auf dem Schoß
im eleganten „Drehschritt"	knapp 4 Jahre	beim Üben auf dem Boden

Nun fing also die intensive Zeit mit der Rota-Therapie an: konsequentes Üben zweimal täglich 30 Minuten und sehr konsequentes Umsetzen aller Alltagsmaßnahmen.

Im Alter von 16 Monaten konnte sie sich alleine hinsetzen, und drei Wochen später kamen die ersten Krabbelschritte.

Zwischen 2,5 und 3 Jahren begann das Gehen. Zunächst mit einem Puppenwagen, dann zunehmend freie Schritte.

Die Übungen wurden noch einmal täglich durchgeführt. Inzwischen beginnen wir auch mit Übungen, die auf dem Boden gemacht werden.

Auch bei ihr ist die Sprachentwicklung verzögert. Sie plaudert viel in einen „Kauderwelsch" und kann sich auch mit einzelnen Worten verständlich machen.

5.4 Querschnittlähmung bei einem erwachsenen Patienten

Ein ca. 40-jähriger Patient nahm mit mir Kontakt auf. Er hatte im Jahr zuvor einen Autounfall gehabt. Hierbei war es zu einer zentralen Nervenschädigung gekommen, wodurch er eine beinbetonte muskuläre Spastik entwickelt hatte. Er konnte nach einigen Wochen wieder mit Hilfe von Gehstöcken gehen, allerdings mit einem spastischen Gangbild.

Rota-Therapie kommt auch bei einer Querschnittslähmung mit beinbetonter Spastik zum Einsatz.

Die Rehabilitation verlief nach klassischen Gesichtspunkten: Es wurde mit ihm gehen, Treppensteigen und auch Tischtennisspielen geübt, um diese Funktionen zu kräftigen und zu verbessern. Das spastische Gangbild blieb jedoch erhalten und über die Wochen wurden die Knie- und Hüftgelenke durch die sich verkürzende Muskulatur immer steifer, wodurch wiederum die Fortbewegung mühsamer und unsicherer wurde.

Von Bekannten hatte er von meiner therapeutischen Arbeit gehört und wollte gerne einen Termin vereinbaren, um zu erfahren, ob ich ihn in besonderer Weise fördern könnte.

In einem ausführlichen Gespräch habe ich ihm dargelegt, dass er durch fleißiges, kraftvolles Training seiner Muskulatur auch den durch den Unfall verursachten spastischen Anteil der Muskeln trainiert und sogar verstärkt. Das führt langfristig zu einer Verschlechterung der Funktion. Das Gehirn weiß nach wie vor, wie Gehen funktioniert. Das muss nicht geübt werden.

Unter diesem Gesichtspunkt liegt der richtige Therapieansatz darin, dem Gehirn Impulse zu geben, den Spasmus in den Muskeln zu verringern. Je geringer der spastische Anteil in der Muskulatur ist, desto besser können phy-

siologische Bewegungsabläufe wieder abgerufen werden.
Diese sind im Gehirn nach wie vor abgespeichert und
müssen nicht trainiert werden.

Mein therapeutischer Vorschlag war demzufolge:

So wenig wie möglich im Alltag auf den Füßen zu sein.
Das heißt sehr konkret: im Rollstuhl sitzen und fahren
anstatt zu gehen. Ausgenommen kurze Strecken in der
Wohnung um hier im Alltag möglichst unabhängig zu
bleiben. Denn so wird zunächst das vorhandene spasti-
sche Bewegungsmuster nicht weiter geübt und trainiert.
Parallel dazu die eigentliche Ursachenbehandlung: In den
ersten zwei bis drei Wochen wird zwei- bis dreimal täg-
lich ein spezielles Übungsprogramm mit Rotationsübun-
gen durchgeführt, um zu schauen, ob eine Reduzierung
des Spasmus möglich ist.

Zunächst war dem Patienten dieser Gedankengang fremd
und erschreckend, denn genau das wollte er ja verhindern:
auf den Rollstuhl angewiesen sein. Andererseits schienen
ihm meine Ausführungen auch logisch, sodass er sich für
zunächst drei Monate auf dieses Konzept einließ.

Schon nach wenigen Wochen berichtete er, dass er die
Schritte, die er im Alltag in der Wohnung ging, viel leich-
ter bewältigen konnte. Personen, die ihn über einige Zeit
nicht gesehen hatten, bemerkten, dass das Gehen deutlich
leichter und flüssiger war.

Funktionen verbessern
sich, wenn sie nicht
geübt werden?!

Nach etwa 6 Wochen rief er mich an und erzählte folgen-
des: Gestern habe ihn sein ehemaliger Therapeut besucht,
mit dem er immer trainiert und im Keller Tischtennis ge-
spielt hatte. Dieser hatte dann die Idee, wieder einmal eine
Partie zu versuchen. Er stellte dabei überrascht fest, dass
der Patient viel besser Tischtennis spielte als noch vor

*Wochen, als er täglich in therapeutischer Absicht Tisch-
tennis geübt hatte. Er sagte: „Komisch, obwohl Sie so lange nicht gespielt haben, spielen Sie besser als zuvor."*

Mein Kommentar: „Es geht nicht besser **obwohl**
nicht geübt wurde, sondern **weil** nicht mit spastischer, also kranker, Muskulatur geübt wurde. Wenn
mit gesunder Muskulatur eine Funktion trainiert
wird, wird die Leistung dadurch gesteigert und
verbessert. Wird jedoch mit kranker Muskulatur
trainiert, wird der kranke Anteil verstärkt und es
kommt langfristig zu einer Verschlechterung der
Funktion.

Langfristig kommt
es spontan zu einer
Verbesserung der
Funktion.

6 Praktische Maßnahmen

6.1 Physiologische Entwicklungsbegleitung und Prophylaxe

Wenn es durch eine zentrale Tonusstörung zu Belastungs- oder Krankheitssymptomen kommt, sind diese zum Teil sehr unterschiedlich. Es gibt vielfältige Faktoren, nicht nur körperliche, die im Zusammenwirken Symptome verursachen.

Dieselbe Krankheit kann sich bei verschiedenen Menschen unterschiedlich auswirken. Das gilt für die Infektion mit einem Grippevirus, für das gebrochene Bein und eben auch für die zentrale Tonusstörung. Je nachdem, wie leicht oder schwer, lokal oder umfassend die Krankheit den Menschen trifft, muss die Therapie individuell erfolgen.

Die eine bakterielle Infektion braucht antibiotische Behandlung, die andere nicht. Der eine Knochenbruch kann mit einem Gehgips versorgt werden, der andere braucht eine operative Versorgung mit Stift oder Metallplatte und wochenlangem Liegegips um bestmöglich heilen zu können.

Eine Ursache – verschieden ausgeprägte Symptome.

Ähnlich verhält es sich im Sinne der Rota-Therapie mit der Zusammenstellung von therapeutischen Maßnahmen bei einer zentralen Tonusregulationsstörung, damit optimale Heilungsimpulse gegeben werden können.

Grundsätzlich gilt:

Rota-Therapie meint nicht nur bestimmte motorische „Gymnastikübungen" zu erlernen und regelmäßig durchzuführen. Tonusstörungen können in allen menschlichen Lebensbereichen Beschwerden verursachen. Auch in sozialen, emotionalen oder psychischen Zusammenhängen, auf der Beziehungsebene als auch beim Lernen in der Schule oder am Arbeitsplatz. Aspekte dieser möglichen Zusammenhänge sind in den verschiedenen Kapiteln angesprochen und erklärt.

Deswegen braucht jeder „Patient" sein individuell zusammengestelltes „Hilfsprogramm". Das beinhaltet zum einen bestimmte Bewegungsübungen und -abfolgen für den Körper als regelmäßig durchzuführendes therapeutisches „Übungsprogramm" (s. Kapitel 3), immer unter Einbeziehung des Mundes (s. Kapitel 2.8). Zum anderen sind Hinweise und Empfehlungen zur Organisation und zum Verhalten in bestimmten wiederkehrenden Alltagssituationen notwendig.

Eine nicht erkannte Belastung in der Spannungsregulation kann als psychisch-soziale Störung falsch interpretiert werden.

Ich habe schon oft erlebt, dass Eltern mit ihren Kindern, die im Sozialverhalten auffällig sind, zur Erziehungsberatung gehen oder die Kinder sogar in psychiatrischer Behandlung sind. Bei genauerem Hinschauen – mit dem entsprechenden Fachwissen im Hintergrund – liegt dem auffälligen Verhalten jedoch kein psychisch-emotionaler Konflikt zu Grunde, sondern eine rein muskulär-körperliche Belastung, die nicht erkannt oder auch nur abgefragt und in Betracht gezogen wird.

Das ist wirklich tragisch für das Kind, die ganze Familie und das soziale Umfeld.

Wenn das Kind aufgrund einer Hyperaktivität ständig geschimpft und gemaßregelt wird – „sitz doch still", „renn nicht dauernd herum", „pass doch auf" –, oder das hypotone erschöpfte Kind als „bewegungsfaul", „trinkfaul" bezeichnet wird, wegen der Lernschwierigkeit immer ermahnt wird – „streng dich an", „konzentrier dich doch mal", „setz dich ordentlich hin" und vielfältiges mehr –, dann kann das demotivierend sein. Das Kind wird traurig, zieht sich zurück. Es wird nicht zum Kindergeburtstag eingeladen, weil es immer so tollpatschig oder verlangsamt ist. Ein anderes Kind reagiert aggressiv, aus Verzweiflung, weil es nicht verstanden wird. Weil niemand die Ursache für sonderbares Verhalten erkennt und ihm nicht wirklich an der Ursache geholfen wird.

Eine belastete Tonuskoordination kann zu sozialer Ausgrenzung führen.

Ermahnen und schimpfen hilft nämlich nicht. Eltern und Lehrer sind auch frustriert und erschöpft von den ganzen gut gemeinten Hilfestellungen und so gerät das familiäre und soziale Gefüge in einen Teufelskreis.

Auch das soziale Umfeld – Familie, Lehrer, Freunde – ist durch die Belastung des Kindes mitbetroffen und erschöpft.

Wegen dieser so vielfältigen Auswirkungen einer Tonusbelastung gibt es kein Standard-Übungsprogramm, weil es keinen Standardpatienten und keine Standardproblematik gibt. Bestimmte motorische Grundübungen müssen an die Erfordernisse und Möglichkeiten eines jeden Patienten angepasst werden.

Rota-Therapie ist für alle Patienten mit Symptomen einer zentralen Tonusstörung als Basis-Therapie geeignet. In der praktischen Umsetzung kann sie sehr unterschiedlich sein: Für das Baby ist sie anders als für ein Kindergarten- oder Schulkind, wieder anders für den Patienten mit einer Skoliose, einem Schlaganfall, mit Morbus Parkinson, für jemanden mit einer spastischen Störung oder für den im Koma Liegenden.

Der Körper bietet nur begrenzte Möglichkeiten, wenn es um Bewegungen und Lagen im Sinne der Rotation um die Körperachsen und in der Wirbelsäule geht. Besonders, wenn dann noch die Bedingung besteht, nicht in der Aufrichtung zu arbeiten und die Aktivität von tonischen Reflexbewegungen zu unterbinden. Solche Körperübungen gibt es in allen möglichen therapeutischen oder gymnastischen Programmen mit unterschiedlichen Schwerpunkten. Rota-Therapie bedeutet aber nicht, – um es noch einmal abschließend zu sagen –, nur bestimmte Gymnastikübungen zu machen.

Das Anliegen dieses Buches ist es, mögliche Zusammenhänge in allen Lebensbereichen aufzuzeigen und Prinzipien einer umfassend wirkenden Therapie in dem großen Komplex Tonusregulationsstörung nachvollziehbar zu machen.

Es ist unmöglich alle eventuellen Szenarien mit den therapeutischen Maßnahmen aufzuführen und darzustellen. Deswegen werden hier **keine Übungen im Sinne einer Therapie** beschrieben und gezeigt. Diese müssen in einem persönlichen Beratungsgespräch erarbeitet und erlernt werden, da sie auf die jeweilige Person und ihre Symptomenbelastungen angepasst wird. Kontaktieren Sie hierfür eine ausgebildete Rota-Therapeutin.

Wohl aber sehen Sie im Folgenden einige Körperübungen und Alltagsmaßnahmen, die zur Entwicklungsbegleitung und Prophylaxe sehr unkompliziert umgesetzt werden können. Bei leichteren Anzeichen von Tonusbelastungen haben diese gezeigten Beispiele sogar eine korrigierende und ausgleichende Wirkung.

Wenn Sie für sich, Ihr Kind oder Baby aus den folgenden Möglichkeiten etwas ausprobieren möchten, gilt immer: **Es darf niemals etwas wehtun!** Wenn sich etwas komisch anfühlt, unbequem ist oder kompliziert scheint – dann tun Sie es bitte **nicht**. Suchen Sie sich dann Unterstützung und Beratung bei einer ausgebildeten Rota-Therapeutin oder Rota-Helferin. Kontakte finden Sie auf der Homepage www.rota-therapie.de.

Die aufgezeigte praktischen Empfehlungen sind nur dann umzusetzen, wenn sie bequem möglich sind!

6.2 Beispiele im Säuglingsalter

Auf den folgenden Seiten sehen Sie Aktionen mit einem Säugling, die sehr leicht in den Alltag zu integrieren sind und so „nebenbei" die physiologische Entwicklung unterstützen und fördern.

6.2.1 Berührung

Die Haut ist unser wichtigstes und größtes Wahrnehmungsorgan. Besonders direkt nach der Geburt, in den ersten Lebensstunden, -tagen und -wochen sollten Sie Ihr Baby täglich ganz nackt am Körper haben und es streicheln. Diese intensive liebevolle Berührung regt in einzigartiger Weise das Gehirn an und fördert sehr konkret die spätere Bindungsfähigkeit des Menschen. Genießen Sie dieses Beisammensein und schaffen Sie dafür täglich einen ungestörten Freiraum. Nehmen Sie sich dafür Zeit.

Die Berührung der Haut ist wichtig für die emotionale Entwicklung und spätere Bindungsfähigkeit.

Ich empfehle hier die Lektüre zum Thema „Bonding" z. B. auf der Seite: www.eltern-kind-bindung. net von Dr. med. Cyril Lüdin, Kinderarzt in Basel.

Im Folgenden also noch verschiedene andere Empfehlungen. Wenn Sie möchten, probieren Sie sie aus. Viel Freude damit.

6.2.2 Die Füße

Als allgemeinen guten, der Entwicklung förderlichen Impuls sollten Sie Ihr Kind – besonders das kleine Baby – **barfuß** lassen.

Sie können getrost mit den Füßen wie mit den Händen umgehen. Wenn Sie also nicht die Idee haben Handschuhe anziehen zu müssen, braucht Ihr Baby auch keine Strümpfe. Stricken Sie in den verschiedenen Größen Wadenwärmer. Packen Sie im Winter die Beine bis zu den Knöcheln warm ein, die Füße dürfen nackt sein.

Babyfüße sollen nackt sein.

Das fördert über die Stimulation der Wahrnehmungszellen des Fußes die Gehirnaktivität und löst zudem nicht permanent den Fußgreifreflex aus. Dieser muss sich ja in den Lebensmonaten – bis das Kind alleine zum Stehen kommt – abgebaut haben und sollte deswegen nicht unnötig durch dauernden Druck ausgelöst werden. Auch für die Entwicklung des Fußskeletts gibt es nichts Besseres als barfuß sein.

Wenn Ihnen das nicht so geheuer ist: Ziehen Sie Ihrem Baby und Kleinkind Leggins an und große, selbst gestrickte Strümpfe oder im Winter Fellschuhe auf den nackten Füssen, damit diese nicht so eng eingepackt sind und den Zehen Bewegungsmöglichkeit bleibt. Strampler und Strumpfhosen sind unter diesen Aspekten am ungünstigsten. Wenn Ihr Kind später aufsteht und geht: Sparen Sie sich das Geld für teure „Lauflernschuhe". Die braucht es nicht. In der Wohnung am besten barfuß gehen. Draußen zum Schutz gegen Schmutz und Kälte einen Schuh mit weicher biegsamer Sohle.

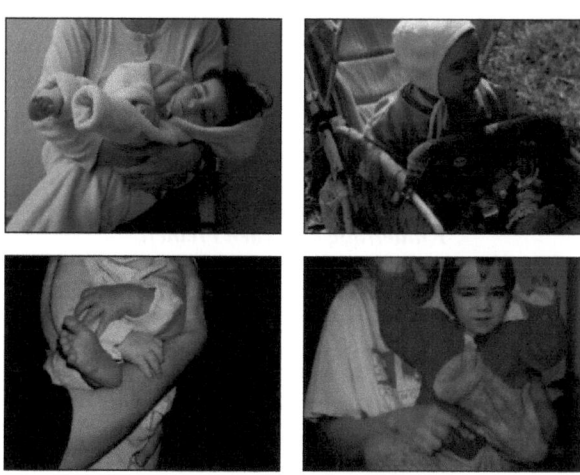

Kopf, Arme und Beine warm eingepackt,
Hände und Füße dürfen nackt sein.

Im Alter zwischen dem 4. und 5. Lebensmonat beginnt das Baby nach den Händen auch die Füße zu entdecken und in den Mund zu nehmen. Dann ist es besonders wichtig, dass das Kind wirklich den Fuß im Mund hat und schmeckt, nicht aber den

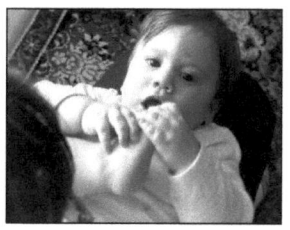 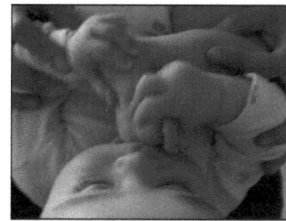

Der Fuß muss in den Mund – nicht der Strumpf!

Strumpf. Nur die nackte Hautberührung bringt ein wirkliches Kennenlernen des Körpers, nur so kann sich das Körperschema optimal entwickeln. (s. Kapitel 2.1.2)

Die richtigen Schuhe

Hier füge ich den nachfolgenden Bericht mit der Presseveröffentlichung von der Website: www.kinderfuesse.com ein. Darin ist alles Wichtige und Wesentliche zu der Frage nach den richtigen (Kinder)-Schuhen gesagt:

„Hightech bestätigt Hausverstand:
Kinderfüße brauchen Freiheit

Dass barfuß gehen gesund ist, weiß heute jedes Kind. Wie sehr es tatsächlich die Beweglichkeit der Füße fördert, bewiesen österreichische Wissenschaftler und Biomechaniker der Uni Zürich in einem Hightech-Labor.

Kinderschuhe müssen weich sein. Es braucht keine teuren „Lauflernschuhe".

18 kleine Sensoren klebten die Forscher den 5- bis 7-jährigen Kindern an jeden Fuß. Auf einer Teststrecke nahmen 12 Infrarot-Kameras ganz genau jede einzelne Bewegung auf – einmal mit Schuhen und einmal barfuß. Das Ergebnis, errechnet aus Millionen von Daten, war überwältigend! Allein am Beispiel des Abdruckwinkels zwischen Zehen und Mittelfuß zeigte sich: In Schuhen beugen sich die Füße der Kinder um mindestens 30% weniger. Ähnliche Resultate ergaben sich auch bei den vielen anderen Gelenken, die den Kinderfuß ja so mobil machen. Fazit der Wissenschaftler: Barfuß gehen trainiert Kinderfüße optimal! Sie werden beweglicher, kräftiger und damit widerstandsfähiger. Daher empfehlen die Experten allen Eltern: Weg mit den Schuhen so oft es geht!

Weil das aber leider nicht immer und überall funktioniert, sollten Kinderschuhe unbedingt eine spezielle Eigenschaft haben. Der Salzburger Orthopäde Christian Klein: „Sie müssen weich sein und jede Bewegung mitmachen. Die veraltete Einstellung, Kinderfüße bräuchten Halt und müssten gestützt werden, gehört nun endgültig ins Reich der Märchen.

Mit einem praktischen Handgriff, dem „Flexi-Test", wissen Eltern sofort, ob die Kinderschuhe für ihre Liebsten geeignet sind. Dr. Klein: „Biegen Sie mehrere Modelle mit einer Hand. Sie werden schnell feststellen, wie schwierig das bei manchen sein kann. Für Kinderfüße sind solche Exemplare eine Qual."
(www.kinderfuesse.com,
www.presseportal.de/pm/72442/1435845)

Tipp des Profis: Je weicher und flexibler der Schuh, desto besser für die Kinderfüße. Übrigens: Das merken auch die Erwachsenen! Aus den Entwicklungslabors der Laufschuhhersteller kommen immer mehr weiche und biegsame Modelle.

6.2.3 Positionen beim Stillen, Essen und Trinken

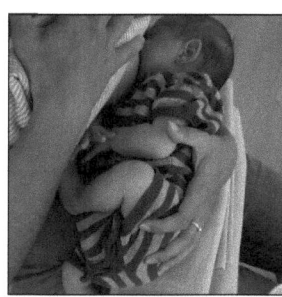

beide Ärmchen nach vorne,
ein Bein angewinkelt.

Stillen: Wenn Sie Ihr Baby stillen können, sollten Sie beide Ärmchen nach vorne bringen. Die Schultern und Oberarme sind zusammengekuschelt. So ist die motorische Funktion „saugen" für ihr Baby am leichtesten.

Gleichzeitig ist es für die Körperhaltung des Babys gut, wenn das äußere (obere) Bein an den Körper geholt und angewinkelt wird.

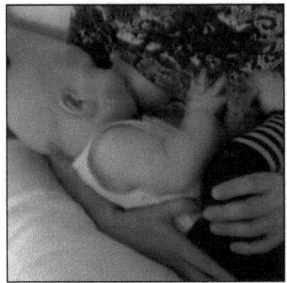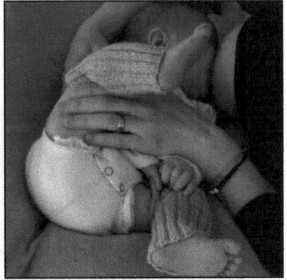

Das obere Bein wird an den Körper geholt
und angewinkelt.

Wenn das Baby etwas größer ist, wird es dann beim Stillen schon mit den Füßen spielen. Das unterstützt – ganz nebenbei – den so wichtigen „Meilenstein" des „Hände-Fuß-Kontaktes".

Fläschchen geben: Wenn Sie zu Hause sind oder die Möglichkeit haben sich so hinzusetzen, dass Sie Ihre Beine anstellen können, ist es praktisch, wenn Sie Ihr Baby auf die Oberschenkel legen, seine Hände nach vorne zwischen den Beinen halten und mit der anderen Hand das Fläschchen geben oder auch später den Löffel.

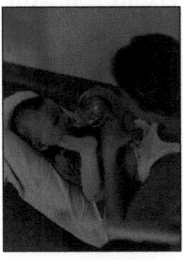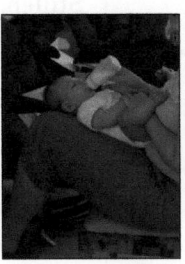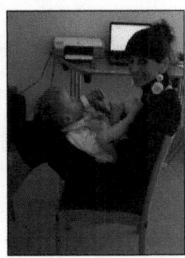

Fläschchen geben auf den Oberschenkeln oder...

Solange Ihr Kind noch nicht im Hochstühlchen alleine sitzen kann, können Sie eine gleiche Position gestalten, wenn Sie selbst bequem angelehnt an einem Tisch sitzen, ein dickes Kissen schräg am Tisch und

Ihr Baby liegt gemütlich in dem weichen Kissen. Auch hier die beiden Arme nach vorne zwischen den Beinen halten.

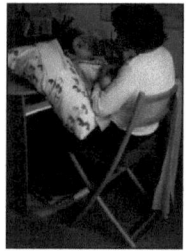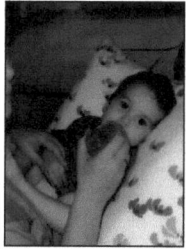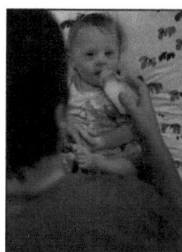

...gemütlich in einem dicken Kissen liegend

Bei diesen Positionen haben Sie mit Ihrem Kind einen schönen Blickkontakt, Sie können dabei mit ihm „plaudern", wodurch auch die Sprachentwicklung angeregt und gefördert wird, da der Abstand von Ihrem Gesicht zu den Augen des Kindes optimal ist.

Wenn Sie Ihr Baby seitlich im Arm halten zum Fläschchen Geben, dann können Sie beide Ärmchen nach vorne bringen und mit der Hand, mit der Sie das Fläschchen halten unter das Ihnen nahe Bein greifen. Die Beine in unterschiedlicher Haltung zu haben, ist für Ihr Kind günstig. Also ein Bein angebeugt, das andere eher locker gestreckt.

Ihr Kind könnte, wie auf dem einen Foto, das Fläschchen auch selbst halten:

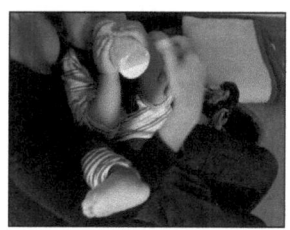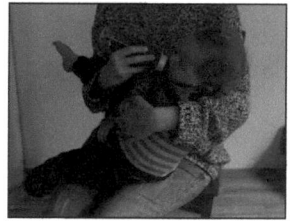

Die Hand mit dem Fläschchen greift unter ein Bein.

Mit dem Löffel essen: Im Hochstühlchen sitzen Sie am besten Ihrem Kind symmetrisch gegenüber, geben den Löffel von vorne. Sie haben einen guten Blickkontakt und plaudern mit dem Kind. Bleiben die Arme und Händchen nicht von alleine vorne, können Sie auch hier – wie bei der Variation im Kissen oder den Knien – die Ärmchen vorne auf dem Tischchen oder am Bauch zusammenhalten. So isst das Kind leichter, als wenn die Arme gestreckt oder gebeugt nach hinten gezogen sind. Eventuell polstern Sie die Schultern und Arme seitlich, dann können diese leichter vorne bleiben.

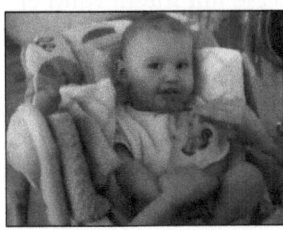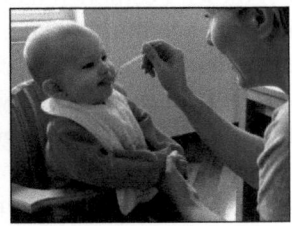

Im Stühlchen beide Arme nach vorne bringen und eventuell dort halten.

6.2.4 Tragen

Tragen Sie Ihr Kind viel am Körper! Kein noch so modernes und als praktisch angepriesenes Transportmittel ist besser als der Körper von Mama oder Papa. Der Wert an verbaler sowie „nonverbaler" Kommunikation, an emotionalen Botschaften, die Ihr Baby durch das Tragen bekommt, ist unermesslich hoch. Für die gesamte spätere Entwicklung in allen Lebensbereichen.

Je älter das Kind wird, umso mehr benötigen Sie eine Traghilfe, wenn Sie das Kind über eine längere Zeit und über längere Strecken am Körper haben.

Generell gilt für die Körperhaltung des Kindes: Schultern und Arme nach vorne gekuschelt, die Beine eher getrennt und wenn möglich eine Rotation im Körper. Entweder beide Beine abgespreizt auf der Hüfte sitzend – das ist so ab dem 5. oder 6. Lebensmonat möglich – oder ein Bein angebeugt, das andere locker gestreckt.

Geeignet ist ein Tragetuch. Sie können darin schon das Neugeborene an den Körper binden. Das Neugeborene liegt am besten wie in einer Wiege und ist insgesamt in einer Beugehaltung des Körpers. Das entspricht der physiologischen Haltung bis zur ca. 6. Lebenswoche. Danach löst sich diese Neugeborenen-Beugephase auf.

Auch das Neugeborene können Sie schon seitlich am Körper tragen. Greifen Sie unter dem körpernahen Bein hindurch, schräg über den Bauch nach oben zur äußeren Schulter/zum äußeren Oberarm, stützen Sie mit den Fingern das Köpfchen und kuscheln Sie Ihr Baby gemütlich eng an Ihren Körper. Beide Arme des Babys sind vorne.

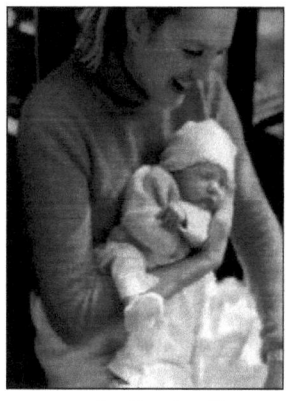
wenige Stunden alt

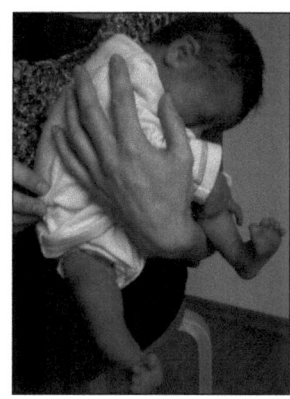
5 Tage alt

Die eine Hand flächig um Schulter und Oberarm, die andere unter dem Po – oder dann auf einem „Easy Rider" (s. nächster Abschnitt) abgesetzt.

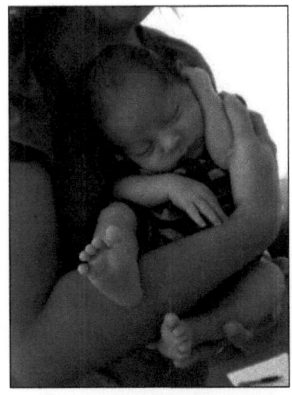
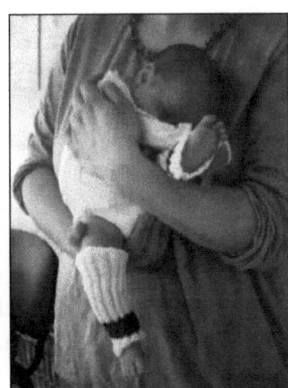

4 Wochen alt   6 Wochen alt

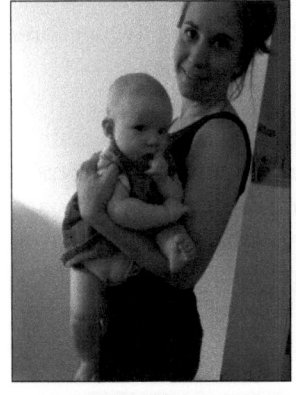
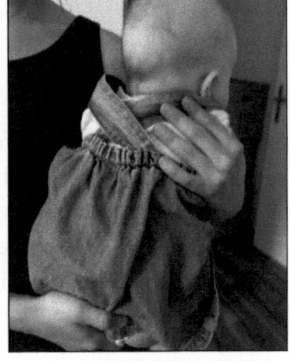

einige Monate   Tragegriff von der hinten

Der Vorteil ist, dass Sie selbst eine Hand frei haben, Ihr Kind sicher und geschützt am Körper. Das Baby hat eine physiologische Haltung in Ihrem Arm.

Mit geeigneten Tragehilfen kann das Baby und Kleinkind auch über längere Zeit getragen werden.

Wie oben schon erwähnt, kann das Kind vom 5. oder 6. Lebensmonat an auch außen auf der Hüfte getragen werden oder auch noch mit dem oben gezeigten seitlichen Tragegriff. Das hängt von der Größe und der dann beginnenden aktiven Aufrichtung der Wirbelsäule ab. Selbstverständlich sollten Sie mit beiden Seiten abwechseln.

Hier eignet sich als Tragehilfe auch ein Tragetuch, praktisch ist ein sogenannter „RingSling", ein „Easy Rider Tragesitz", auch beides in Kombination möglich für größere Kinder die noch viel getragen werden wollen. Hier einige Fotos der verschiedenen Möglichkeiten mit und ohne Hilfsmittel:

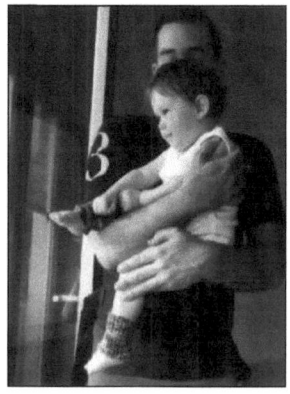

seitlich mit dem „Easy Rider"
als Hilfe

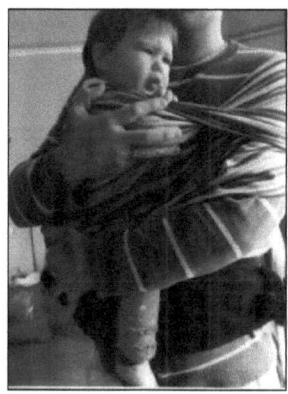

auf der Hüfte mit „Easy Rider"
und Tragetuch

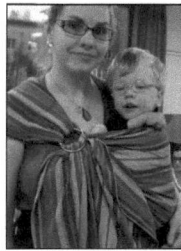

mit „RingSling"
Tuch

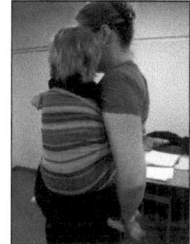

und „Easy Rider"
angeschmiegt

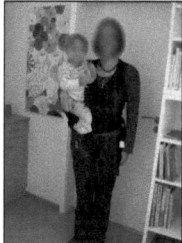

außen auf der Hüfte,
mit „Easy Rider",
beide Arme vorne

Wenn Sie ein Tragesystem haben um das Kind vor dem Bauch zu tragen, dann ist es für die Körperhaltung des Babys gut, wenn Sie eine Schulter und einen Arm zur Seite und nach vorne bringen. Es kommt so zu einer Rotation in der Körperhaltung und die ist immer förderlich für eine gute Spannungsregulation im Körper. Wenn die Arme und Schultern symmetrisch zur Seite oder sogar noch nach hinten überstreckt sind, ist das weniger günstig.

Also besser so:

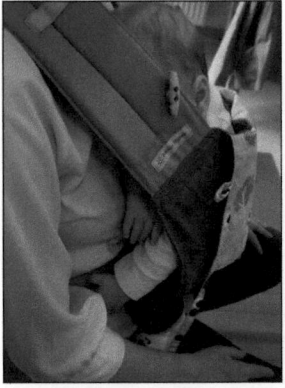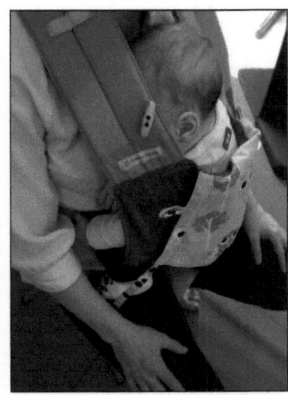

Bauch an Bauch, ein Ärmchen seitlich und nach vorne gebracht.

Für einen längeren Spaziergang oder eine Wanderung können Sie das Kind auch auf dem Rücken tragen. Es sollte dann eine zweite Person dabei sein, die einen Blick auf das Kind hat und schaut, ob alles passt und es ihm gut geht.

Auch hier – besonders bei den kleineren – eher eine Schulter und einen Arm zu einer Seite und nach vorne bringen. Die größeren Kinder sollten die Arme/Hände nach vorne am Körper oder auf den Schultern des Erwachsenen haben.

6.2.5 Lagern beim Schlafen und am Tag

Die passive Lagerung eines Babys ist besonders in den ersten Wochen und Monaten wichtig und eine Überlegung wert, bis es sich dann selbst aktiv bewegen – legen oder setzen – kann.

Schlafen: Der beste Platz zum Schlafen für ein neugeborenes und kleines Baby ist natürlich: im Elternbett! Wo denn sonst. Je enger und verlässlicher ein Baby im tatsächlich wörtlichen Sinn körperliche Bindung erfährt, umso stabiler und mit Urvertrauen gestärkt kann es sich später in die Selbstständigkeit entwickeln. Ein kleines Baby können Sie nicht durch zu engen und dauernden Kontakt verwöhnen! Die gesunde Entwicklung geht immer in die Selbstständigkeit, wenn die entsprechende körperliche und emotionale Reife dafür da ist.

Ein kleines Baby schläft am besten im Elternbett. Es kann nicht durch zu viel Nähe „verwöhnt" werden.

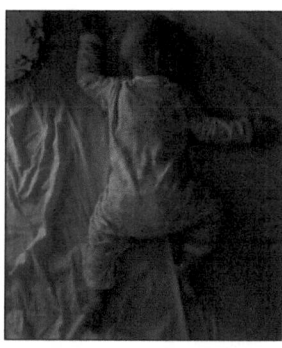

Wenn das Kind soweit ist, will es alles alleine. Dann hören Sie: „Geh weg, lass mich, das kann ich alleine", u. ä. Gönnen Sie sich und Ihrem Kind die erste intensive enge Bindungszeit.

physiologische Bauchlage:

Also lagern Sie Ihr Baby zum Schlafen entweder auf Ihrem Körper oder in Seitenlage neben sich. Auch die Bauchlage ist eine Möglichkeit. Wenn es wirklich eine lockere! Bauchlage ist.

Diese Lage ist keine Bauchlage. Bauchlage meint, wirklich auf dem Bauch liegen. Also die Beine lo-

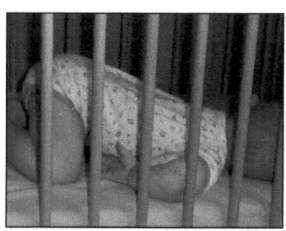

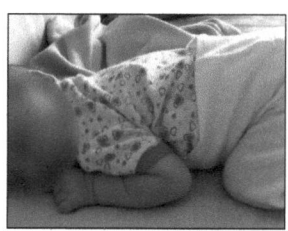

cker ausgestreckt, die Ärmchen neben dem Kopf und offene Hände.

Wenn Ihr Kind wie auf dem Foto oben mit angehockten Beinen schläft, ziehen Sie ein Bein nach dem

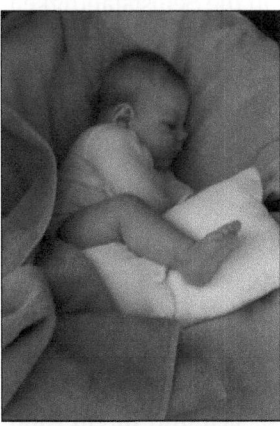

anderen nach hinten und spüren, ob die Beine dann locker gestreckt liegen bleiben. Tun sie es nicht und ziehen sofort oder nach kurzer Zeit wieder in die Beugung, dann lagern Sie es besser in Seitenlage oder Rückenlage. Am besten in einem weichen „Nest" – oder auch mal in den aufgestellten Beinen, wenn Sie selbst bequem angelehnt sitzen.

Seitenlage in einem „Nest" mit einem Kissen zwischen den Beinen

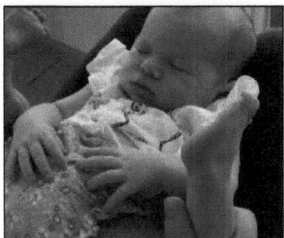 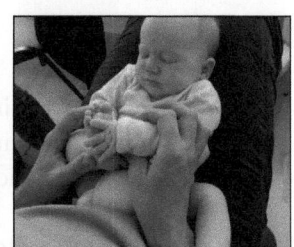

im Schoß von Mama oder Papa

Bei der Seitenlage sollte natürlich mit rechts und links gewechselt werden. Bei ganz kleinen Babys sind beide Ärmchen vorne, sehr flaches Kissen (Windel) unter dem

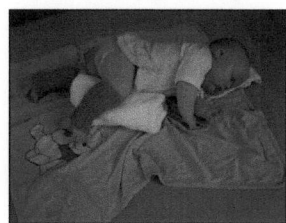

Kopf und das obere Bein mit einem Kissen (oder Teddy) angewinkelt unterlagert. Das andere Bein in lockerer Streckung:

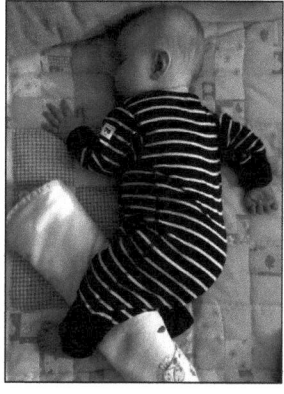

Ca. ab dem 3. Lebensmonat können Sie Ihr Baby auch in eine leicht gedrehte Seitenlage bringen. Der vordere Arm vor dem Gesicht, der hintere neben dem Körper leicht angewinkelt.

Wie auf den nächsten Fotos. Eventuell das angebeugte Beinchen bis zum Bauch mit einem Kissen oder Handtuch unterlagert, so kann es nicht komplett auf den Bauch rollen. Probieren Sie es ruhig auch für sich einmal selbst aus.

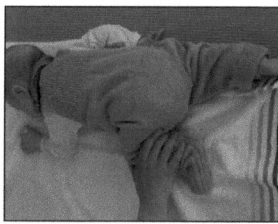
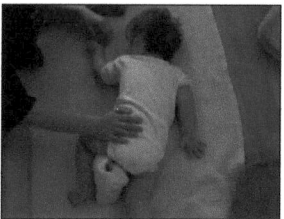

Am Tag: Ein kleines Baby soll eine weiche Unterlage haben und die verschiedenen Lagen – wenn es nicht gerade getragen wird – sollen wechseln.

Seitenlage abwechselnd mal rechts und mal links.

Oder so wie bei den Schlafpositionen oben gezeigt. Wechseln Sie gelegentlich zwischen Rückenlage oder Bauchlage.

Die Rückenlage zunächst kugelig rund in einem Nest. Das kann man mit einem Stillkissen, unten zusammengebunden, herstellen, mit einem runden Kissen oder auch mit einem gepolsterten Schwimmreif, bis das Kind aktiv alleine auf dem Rücken liegen kann. Das ist zwischen dem 4. und 5. Lebensmonat.

Die Rückenlage sollte so gestaltet sein, dass beide Schultern und Arme nach vorne kommen, ein Bein gebeugt, das andere eher gestreckt. Natürlich mit Seitenwechsel. Das fördert und lockt das Greifen über die Körpermitte – mit beiden Händen zu einem Fuß.

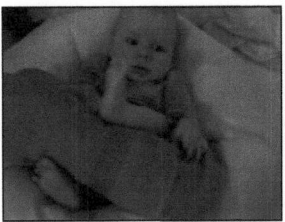 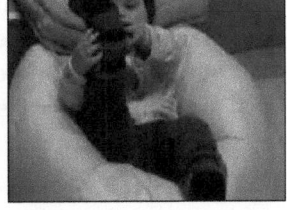

Die gemütliche Nestlagerung animiert dazu, den Fuß zu greifen.

Wenn Sie Ihr Kind auf den aufgestellten Beinen liegen haben, können Sie sehr schön gemeinsam Lieder singen und plaudern, Fingerspiele vorzeigen oder Ihr Kind animieren mit jeweils einem Fuß zu spielen. Hier einige Beispiele:

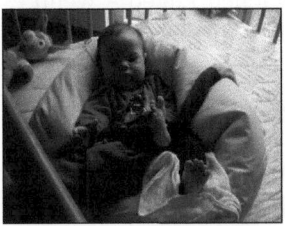 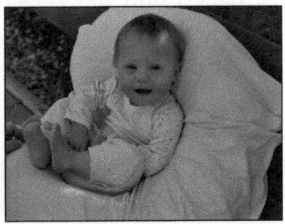

Lagerung im Stillkissen und in einem gepolsterten Schwimmring

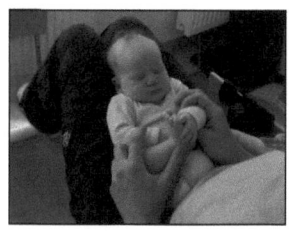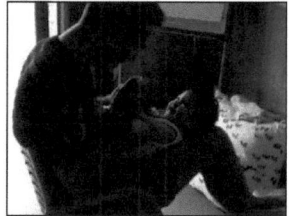

Lagerung auf den Oberschenkeln, Zehen zählen mit Papa

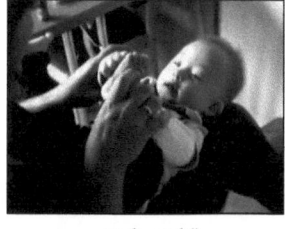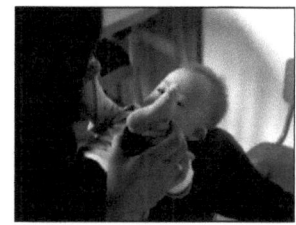

„guck-guck"   „da..."

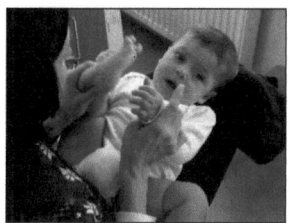

„backe, backe Kuchen"   „der Bäcker hat gerufen"

6.2.6   An- und ausziehen – wickeln

Wenn Sie Ihr Kind auf dem Schoß wickeln – ja, Sie
lesen richtig – ersparen Sie sich den Wickeltisch. Ihr
Kind hat den wertvollen Körperkontakt und wird
Ihnen nie – wie es beim Wickeltisch geschehen

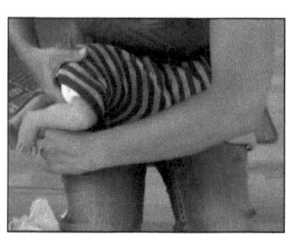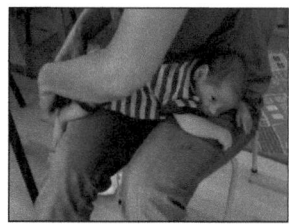

kann – herunterfallen! Außerdem haben Sie Ihren „Wickeltisch" immer dabei. Die Kinder genießen es auf dem Schoß „abzuhängen" (neudeutsch: chillen) und an sich herumwursteln zu lassen.

Wickeln auf dem Schoß: Es geht unkomplizierter, als Sie es sich theoretisch vorstellen mögen.

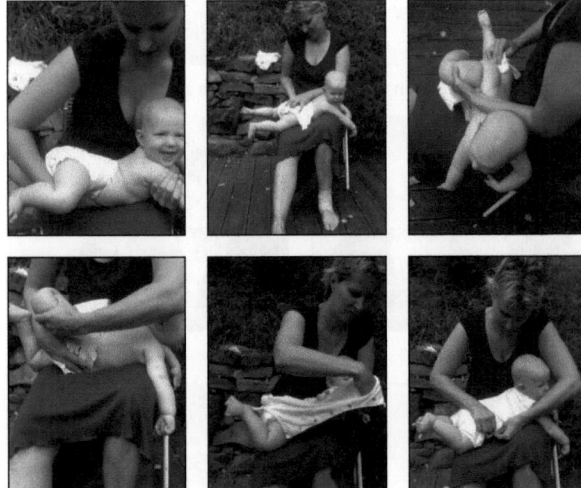

Sie sollten dabei auf einem niedrigen Hocker sitzen, damit Ihre Oberschenkel waagrecht sind. Die Knie also in Höhe der Hüften und nicht nach vorne tiefer. Dann strecken Sie Ihr Bein, auf dem die Beine Ihres Kindes liegen etwas nach vorne, sodass Ihr Kind mit dem Po und den Beinen etwas tiefer liegt als mit dem Kopf und den Armen.

Im folgenden einige Bildsequenzen mit der praktischen Umsetzung:

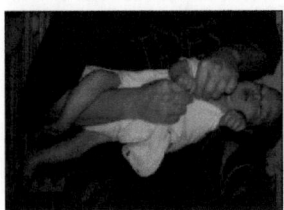
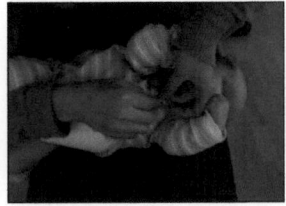

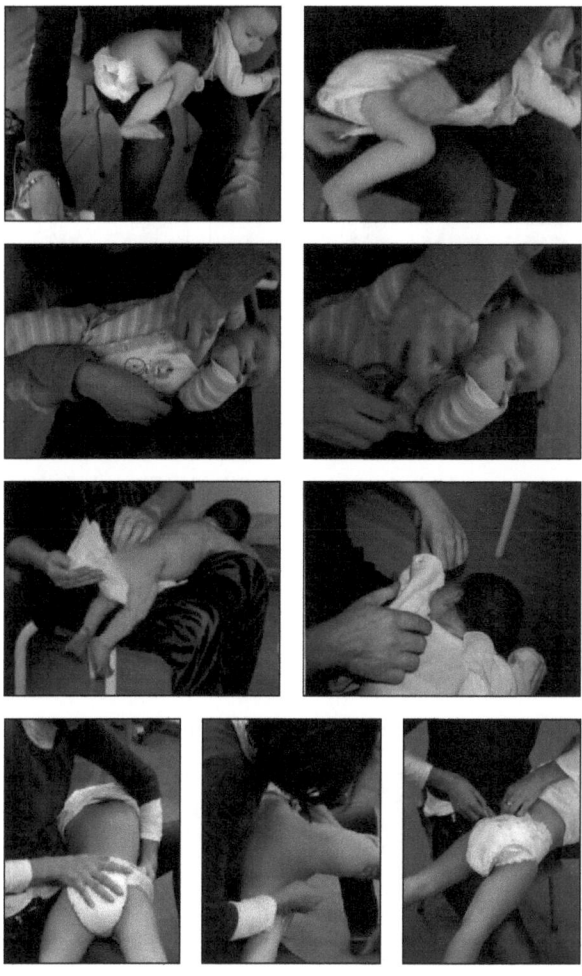

6.2.7 Lagern im Autositz und Kinderwagen

Für die Lagerung im Kinderwagen oder im Autositz gilt das gleiche Prinzip wie schon oben beschrieben: Die Schultern und Arme sollten nach vorne gebracht werden. Wenn sie spontan eher nach hinten gezogen sind, braucht es eine passive Unterstützung mit einem Handtuch oder Kissen oder einem anderen kleinen Polster.

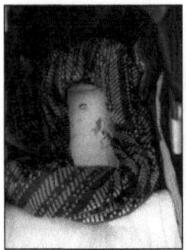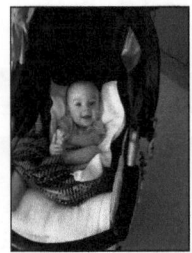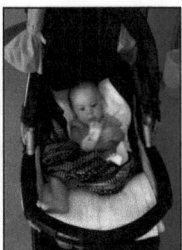

Hier ist im Kinderwagen mit einem langen Handtuch ein rundes „Nest" geformt. Das Baby wird kugelig hineingelegt. So lässt es sich prima mit dem Fuß spielen und ihn erforschen.

Wenn es technisch von der Größe der Sitzschale her möglich ist, kann auch hier ein Bein eher angebeugt gelagert sein, das andere Bein locker gestreckt. Es fördert das diagonale Greifen, was für die senso-motorische Entwicklung einen guten und wichtigen Impuls gibt.

Wieder im Folgenden einige Beispiele:

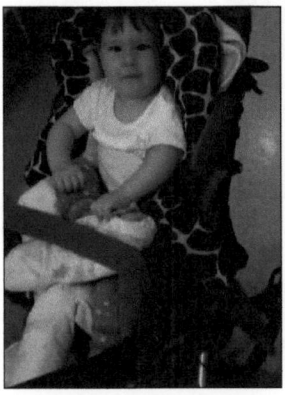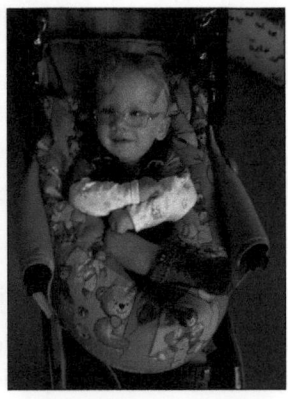

Der Bügel vom Kinderwagen wird als Auflage für das Bein benutzt.

Mit dem Stillkissen einmal ganz herum und eingekuschelt.

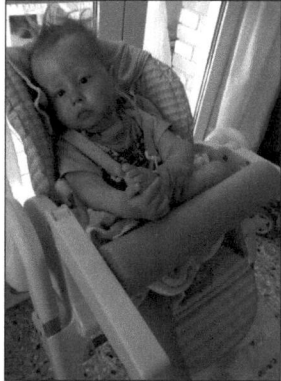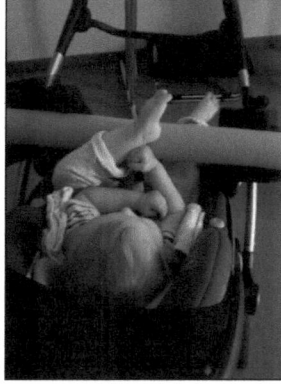

Hier dient die Schwimmnudel als Auflage für das Bein im Hochstühlchen und im Kinderwagen. Die Oberarme sind durch flache Kissen passiv nach vorne gelagert.

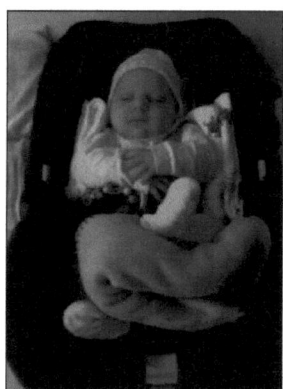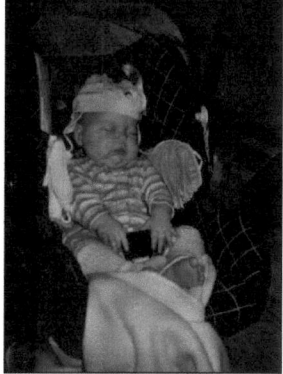

In der Sitzschale im Auto. Die Schultern und Arme sind durch Handtücher unterstützt, selig schlafend...

6.2.8   Hochnehmen und hinlegen

Viele Eltern haben schon im Krankenhaus oder von der Hebamme gelernt, das Baby über die Seite hochzunehmen und hinzulegen. Das ist in jedem Fall besser als das Kind symmetrisch, gerade aufzunehmen.

Am besten für die ganze Körper- und Haltungsent-
wicklung des Kindes ist es, wenn Sie im Hochnehmen über die Seite die Schulter und den Arm flächig
umfassen – also nicht mit der Hand in die Achsel-
höhle greifen – und gleichzeitig zwischen den Beinen nach oben an die Schulter.

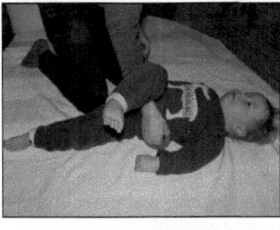

Greifen Sie mit einem Arm seitlich unter dem Bein durch.

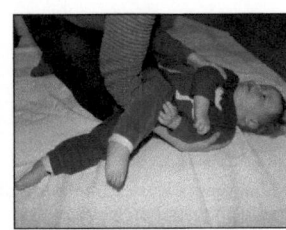

Umfassen Sie beide Schultern
mit Ihren Händen.

Sie sollten Ihr Kind
nicht symmetrisch
hochnehmen und
nicht unter die Arme
greifen, damit keine
Primitivreflexe ausge-
löst werden.

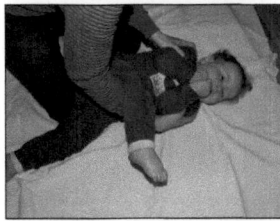

Nicht in die Achsel greifen.

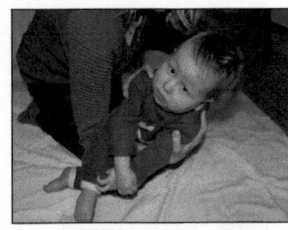

Heben Sie Ihr Kind über
die Seite hoch.

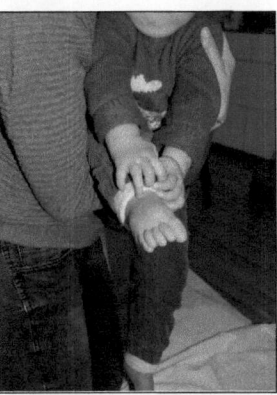

Schon haben Sie Ihr Kind im
praktischen Tragegriff.

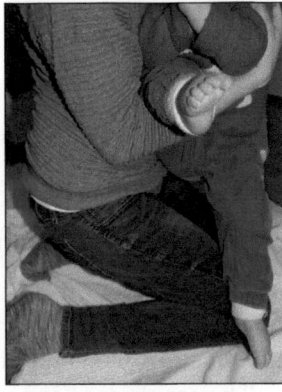

Eine Hand außen an den
Oberarm Ihres Kindes.

Auf den folgenden fünf Fotos sehen Sie Variationen das Kind oder auch den Säugling hochzunehmen, die für die Körperhaltung und die spontanen Reaktionen der Muskulatur **ungünstig** sind:

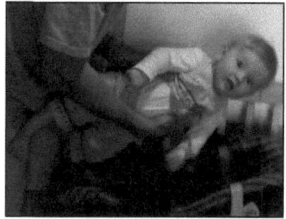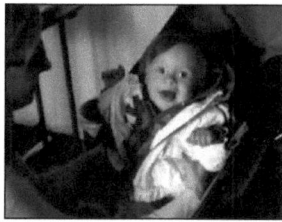

Nehmen Sie Ihr Kind nicht symmetrisch hoch, damit die Arme nicht in eine Retraktion ziehen.

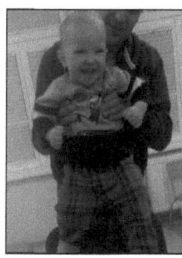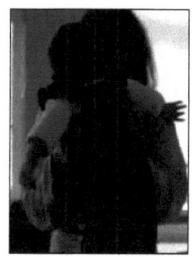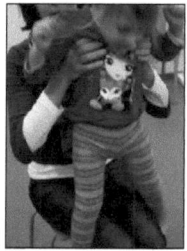

Auch die Beine können durch diesen symmetrischen Griff in die Achsel in eine zum Teil starke Streckspannung kommen.

Um solche ungünstigen Verspannungen zu vermeiden, sehen Sie auf den nun folgenden Fotos Möglichkeiten, das Kind ohne diesen Achselgriff hochzunehmen. Da diese Aktion mehrmals täglich vorkommt, wird auf diese Weise immer ein physiologisches Haltungs- und Bewegungsmuster „eingeübt" und vom Gehirn gelernt.

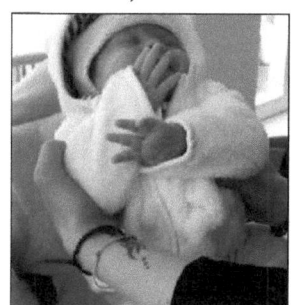

Der Daumen der linken Hand der Mutter sollte nicht unter dem Ärmchen greifen – nicht in die Achsel – hier sehr gut zu erkennen. Die Hand greift flächig um Schulter und Oberarm. Beide Ärmchen des Kindes werden nach vorne zusammengekuschelt.

Aus der Bauchlage diagonal greifen, wieder beachten, dass die Finger Ihrer rechten Hand nicht in die Achsel greifen, über die Seite hochdrehen, mit der linken Hand unter dem angebeugten Bein hindurch nach oben zur Schulter/zum Oberarm auf der anderen Seite – und schon wieder gemütlich im Arm kuscheln.

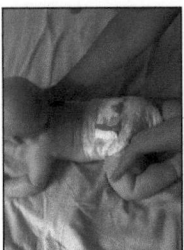 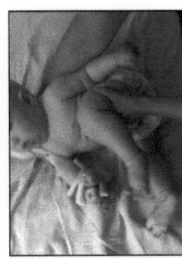 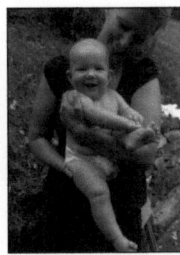

Aus der Bauchlage über die Seite das Kind zum Körper hochdrehen und unter dem Bein hindurch zur Schulter greifen.

Aus dem Sitzen von vorne: Zwischen den Beinen hochgreifen, flächig um beide Schultern und zum Körper heranholen. Dann ist das Kind gleich in dem praktischen Tragegriff (s. Kapitel 6.2.4).

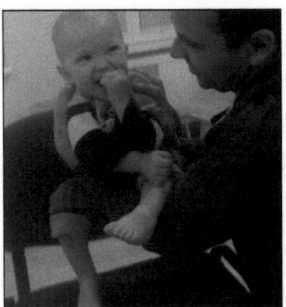 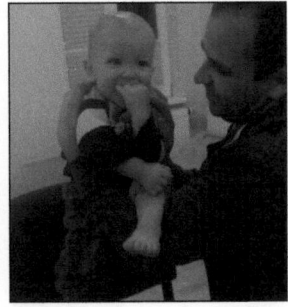

aus dem Sitzen von vorne

Aus dem Sitzen von vorne: Flächig um eine Schulter/einen Oberarm (nicht mit den Fingern in die Achsel!), mit der anderen Hand von außen in das gegenüberliegende Knie greifen, Knie und Schulter zusammen bringen, das Kind zum Körper seitlich hochheben und dann wieder in den Tragegriff.

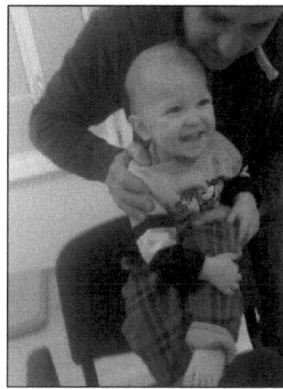 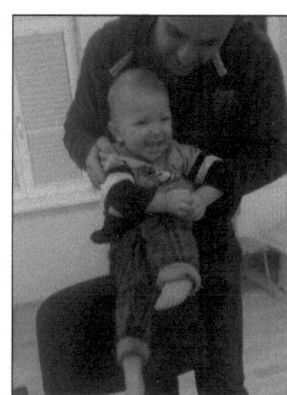

aus dem Sitzen von hinten

6.3 Beispiele im Kindergarten-, Schul- und Erwachsenenalter

6.3.1 Liegen

Einfach nur faul liegen – mit einer leichten Rotation der Wirbelsäule – das alleine hat eine ausgleichende und beruhigende Auswirkung auf die Körperspannung. Und dies sogar im Schlaf!

Also, wenn Sie Ihr Kind abends zum Einschlafen und zum Vorlesen unter der Bettdecke in die im Folgenden gezeigte Position legen, ist das prima – und so einfach. Vielleicht schläft Ihr Kind auch darüber ein und bleibt über eine gewisse Zeit so liegen oder sogar bis zum nächsten Morgen.

Auch tagsüber für eine kurze „Atempause" oder auch für Ihren eigenen Mittagsschlaf eignet sich diese Lage hervorragend. Sie wachen dann erholt und erfrischt auf.

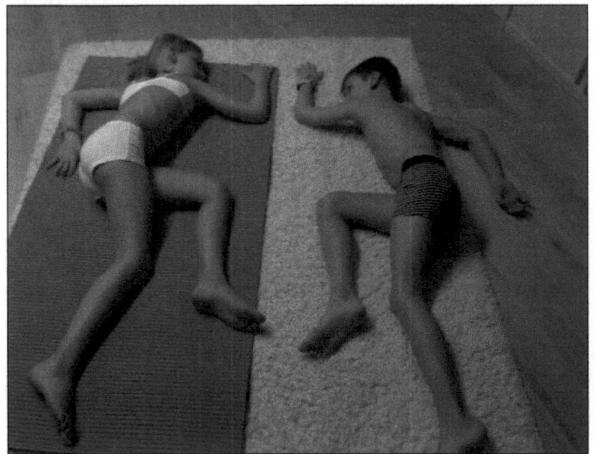

liegen im „Windrad".

Wichtige Bedingung wie immer: **Es darf nirgends wehtun oder so richtig unbequem sein**. Sollte das der Fall sein, dann kontaktieren Sie eine ausgebildete Rota-Therapeutin oder Rota-Helferin, um nach einer Variation dieser Verdrehung zu schauen, die auch für Sie bequem sein kann.

Wir wissen Lösungen! Es gilt für die prophylaktischen Impulse wie auch bei therapeutischen Übungen immer der Grundsatz: Was nicht geht (nicht möglich ist), wird nicht geübt. Es müssen dann in einer persönlichen Begegnung andere Möglichkeiten gefunden werden.

Hier also einige Fotos von dieser Körperlage, die wir „Windrad" getauft haben:

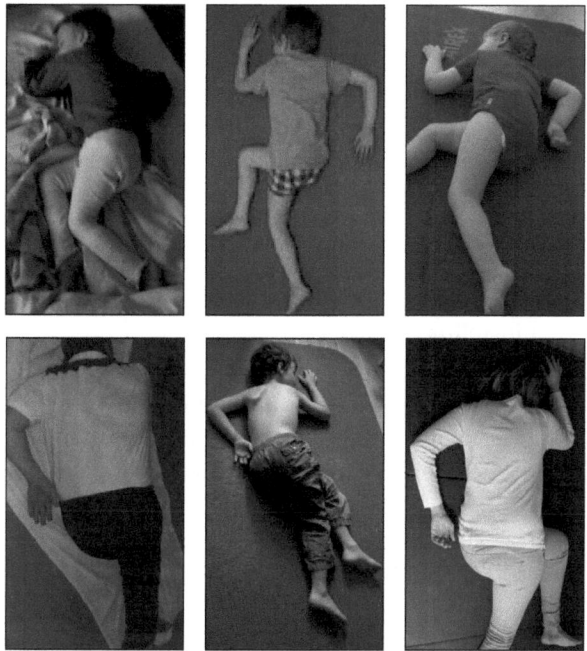

6.3.2 Sitzen am Tisch

Bedingungen für „gutes Sitzen" am Tisch zum konzentrierten Arbeiten in Schule und Beruf:

• Die Lehne stützt den Rücken bis zu den Schulterblättern, Rückenpolster gegebenenfalls erforderlich.

• Der Stuhl hat eine gepolsterte Sitzfläche und Rückenlehne, er ist stabil ohne Rollen oder Drehmöglichkeit.

• Die Sitzhöhe ist so, dass die Tischplatte zwischen Brustbein und Nabel ist, bzw. so, dass die Unterarme bei einer Beugung von 90° in den Ellbogen auf der Tischplatte abgelegt werden können.

- Die Beine sind in Hüften und Knien 90° gebeugt und die Füße stehen mit ganzer Sohle auf dem Boden oder auf einer Fußplatte in der entsprechenden Höhe.

- Die Tischplatte soll in der Neigung variabel verstellbar sein zur individuellen Einstellung.

- Die Neigung darf nur für **einen Teil der Tischplatte** möglich sein, damit Gegenstände rechts oder links der Schräge abgestellt werden können.

- Die schräge Platte muss eine rutschfeste Unterlage haben.

Es gibt einen direkten Zusammenhang zwischen der Qualität der Sitzorganisation, dem Konzentrations- und Aufmerksamkeitspotential sowie der Qualität der feinmotorischen Fähigkeiten.

Spontaner Kommentar eines Jungen, der erstmalig in oben genannter Weise bei den Hausaufgaben saß: „So macht Lernen Spaß!" oder ein Mädchen: „So geht es viel leichter!"

Um die oben genannten Bedingungen bezüglich der schrägen Platte zu erfüllen, gibt es zwei der im Folgenden abgebildeten Möglichkeiten.

Entweder an einem Schülerschreibtisch mit integrierter schräg zu stellender Platte:

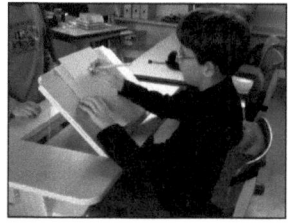 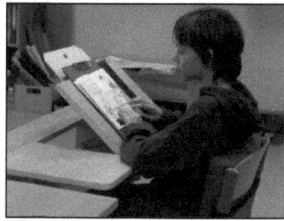

Auch in einigen Grundschulklassen wird
der Rota-Schülerschreibtisch mit guten Erfahrungen benutzt.

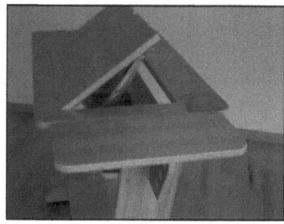 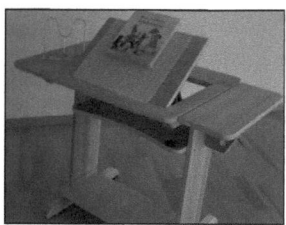

Dieser Tisch ist auf der Homepage www.rota-the-rapie.de über einen Link zum Schreiner oder direkt bei www.holzschmiede-lichtenberg.com zu erwerben.

Oder ein kleiner schräger Tisch, der auf den Tisch gestellt wird. Dieser ist dann variabel und kann in verschiedenen Räumen genutzt werden. Auch dieser „Tisch-Tisch" bewährt sich schon in einigen Grundschulklassen.

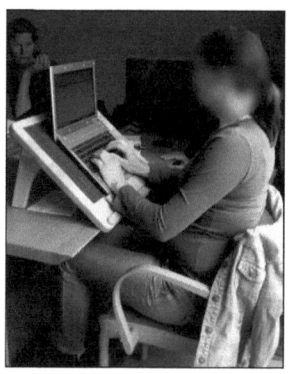 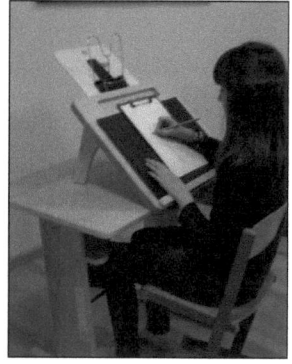

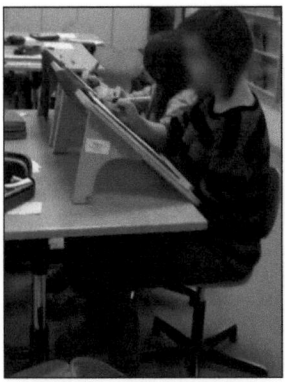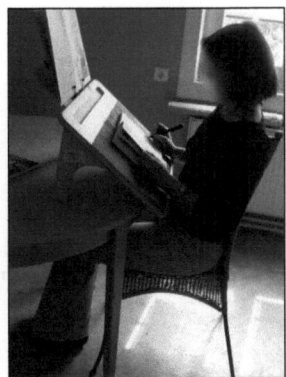

Beide Variationen eignen sich auch für ein Klassenzimmer. Es gibt inzwischen einige Schulen, die diese Angebote mit guten Rückmeldungen von Lehrern und Schülern nutzen.

Auch zum Essen am Tisch können Sie die oben genannten Bedingungen mit angelehntem Rücken und den gut aufgestellten Füßen organisieren. Das Sitzen ist dann körperlich entspannter und ruhiger!

6.3.3 Sitzen zum Lernen, Schreiben und Lesen am Rota-Bodentisch

Zum Lernen, Schreiben und Lesen müssen Sie nicht unbedingt an einem Tisch sitzen. Sie können dies auch bequem am Boden machen. Im Laufe der Jahre habe ich dafür einen Rota-Bodentisch entwickelt. Man sitzt dabei im „Yogasitz" aneinander gelegten Fußsohlen.

Diese Variation hat den Vorteil, dass während des symmetrischen Sitzens die inneren Hüftmuskeln gemütlich gedehnt sind und so in diesem Bereich keine unnötige, unbewusste Muskelanspannung stattfindet.

Das würde nämlich Energie kosten und die Konzentrationsfähigkeit und feinmotorischen Möglichkeiten einschränken.

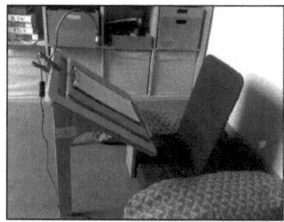 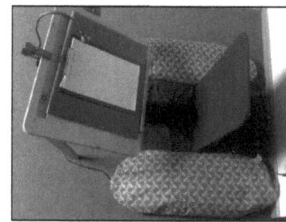

gemütlich gestalteter Arbeitsplatz zu Hause

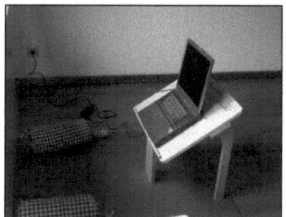 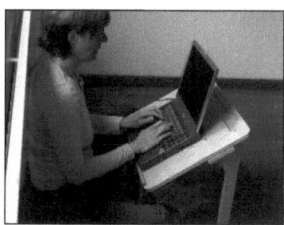

Für die Arbeit am Laptop ist der Bodentisch gut geeignet.

Wichtig ist hierbei wie auch beim Sitzen am Tisch, dass der Rücken gemütlich angelehnt ist und die Oberschenkel unterlagert sind. Es darf kein Dehnschmerz in den Oberschenkeln auftreten!

Die Fußsohlen liegen in der Körpermitte flach aneinander, der Tisch ist mit dem mittleren Bein zwischen Füße und Körper gestellt. So kann bequem an der schrägen Platte gearbeitet werden. Der Körper muss sich nicht nach vorne beugen. Dadurch sind die großen Körpermuskeln entlastet und es ist ein Konzentrieren auf die Feinmotorik und auf das Lernen viel leichter.

Zum Anlehnen kann man an einer Wand sitzen. Es eignet sich auch ein sogenannter Bodenstuhl (www.backjack-bodenstuhl.de), der das Anlehnen überall im freien Raum oder auch im Sommer draußen ermöglicht und der wirklich sehr bequem ist.

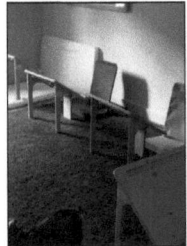 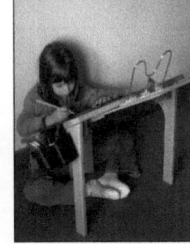 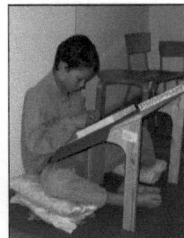

in der Lerngruppe   beim Malen oder Puzzeln

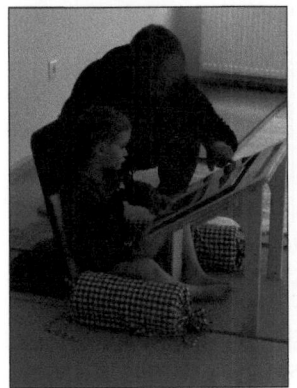 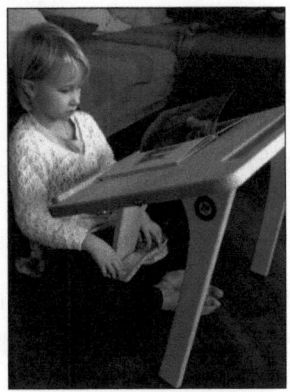

beim Buch Anschauen mit Mama oder alleine

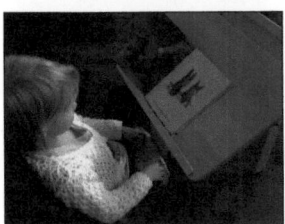 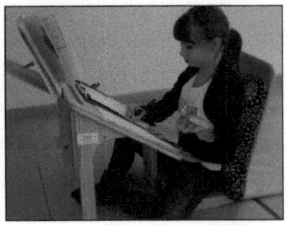

konzentriert beim Buch Anschauen oder bei den Hausaufgaben

6.3.4   Sitzen im Alltag

Der oben gezeigte „Yogasitz" mit den aneinander gelegten Fußsohlen eignet sich auch für Alltagsaktivitäten. Auf dem Sofa beim Musikhören oder auch Fernsehen, beim Handarbeiten, Bilderbuch Anschauen oder anderen Gelegenheiten, die am Tag sowieso vorkommen. Der Vorteil liegt in der passiv symmetrischen Körperhaltung und – wie oben schon erwähnt – der entspannten und leicht gedehnten Hüftmuskulatur.

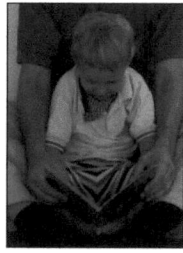 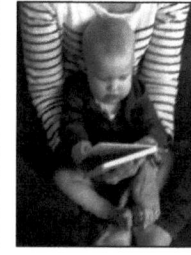 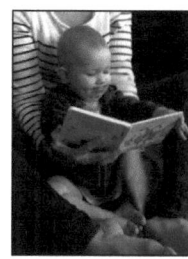

Auch die Kleinen können an den gemütlichen „Yogasitz" gewöhnt werden.

6.3.5 Beim Zähneputzen

In Kapitel 2.8. haben Sie gelesen, warum die Mundsituation über „den Umweg" Gehirn eine so große Bedeutung für die Körperspannung und die allgemeine Körperwahrnehmung hat.

Deswegen müssen bei einer Therapie, die den Anspruch hat positive Impulse für die gesamte Körperregulation zu geben, immer auch mundmotorische Reize integriert sein.

Im Sinne der Prophylaxe und sogar der positiven Beeinflussung bei leichten Tonus- und Wahrnehmungsproblemen im Mundbereich, können die im Folgenden beschriebenen Maßnahmen beim täglichen Zähneputzen schon eine regulierende Wirkung zeigen.

Probieren Sie es für sich oder auch wenn Sie Ihrem Kind die Zähne putzen einmal aus und lassen Sie sich wieder auf einige neue – überraschende? – Gedanken ein.

Zunächst einige Worte zur elektrischen Zahnbürste: Die Vibration der elektrischen Zahnbürste, die mit der Hand gar nicht so schnell und intensiv gemacht werden kann, hat einen Massageeffekt. Dieser bewirkt eine Anregung der Durchblutung des Zahnfleisches, des Kiefers und des gesamten Gewebes des Mundinnenraumes (Wangen) sowie der Muskeln. Dies hat lokal eine ausgleichende Wirkung auf den Tonus. Bei einer eher hypotonen Struktur (s. Kapitel 2.2) eine tonisierende, bei einer eher hypertonen Struktur eine Tonus senkende Wirkung.

Über die Vernetzung des Homunculus (s. Kapitel 2.8) strahlt diese positive Wirkung in den ganzen Körper aus.

Das Empfinden des ganzen Mundbereiches – die Wahrnehmung – erfährt über die Vibration eine Betonung und das wiederum führt zu einer Anregung oder sogar Verbesserung der Mundfunktionen. Beim Baby oder Kind hat das z. B. positiven Einfluss auf den Speichelfluss. Hier greift das Prinzip der sogenannten Wirkungskette (s. Kapitel 2.3).

Bei der Auswahl der elektrischen Zahnbürste ist zu beachten, dass die beschriebenen Wirkungen intensiver sind, wenn die Vibration der Zahnbürste schnell, kräftig und fein ist. Es gibt da schon erhebliche Unterschiede.

Dann sollte darauf geachtet werden, dass der Motor ein angenehmes „Brummen" hat. Besonders für geräuschempfindliche Kinder und auch Erwachsene kann das Motorgeräusch für das angenehme Empfinden entscheidend sein.

Diese gewünschten Qualitäten für eine therapeutische Wirkung sind sehr gut bei der Zahnbürste „Broxodent" Modell „Ora Brush".

Jetzt zur eigentlichen Anwendung

Wenn die Zähne selbst geputzt werden:

- Zähneputzen ist eine feinmotorische Tätigkeit. Diese geht am leichtesten „von der Hand", wenn Sie dabei sitzen und nicht stehen. Wenn es im Badezimmer zu organisieren ist, ist angelehntes Sitzen sogar noch besser, als z. B. auf dem Badewannenrand.

- Da der Motor „arbeitet", Sie also keine eigene Muskelkraft brauchen um die Bewegung und den Druck auszuüben, können Sie die elektrische Zahnbürste von unten greifen, wie einen Stift. Das ist von der Hand-Koordination eine feinmotorische Haltung, wohingegen das Von-oben-Greifen eine grobmotorische ist und erhöhte Muskelanspannung freisetzt.

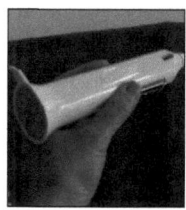 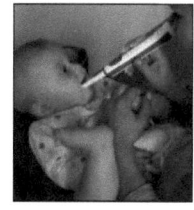 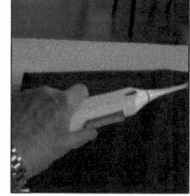

von unten greifen,   nicht von oben

- Wenn wir mit unserem Körper Bewegungen über die Körpermitte ausführen, fördert das die Koordination der beiden Gehirnhälften. Dieser Effekt wird in unterschiedlicher Weise in verschiedenen Therapien und Förderprogrammen ausgenutzt. Jetzt können Sie diesen positiven Effekt „kostenlos" – das meint ohne extra Zeitaufwand – beim täglichen Zähneputzen ausnutzen.

Indem Sie: **mit der rechten Hand die Zähne auf der linken Seite** putzen, **und mit der linken Hand die Zähne auf der rechten Seite.**

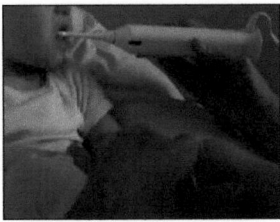 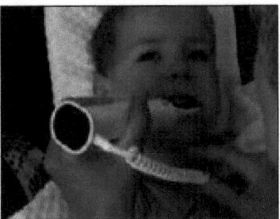

die rechte Hand putzt rechts die linke Hand putzt links

Das kostet lediglich einige Tage das bewusste daran Denken, später wechseln Ihre Hände schon automatisch. Dann kostet es keine Sekunde Zeit und wie nebenbei profitieren Sie von dem oben beschriebenen guten Impuls.

- Wenn die Zahnbürste im Mund ist, sollten die Lippen geschlossen sein. Auch das ist eine größere feinmotorische Forderung, als wenn „alles" auf ist oder „alles" zu. Versuchen Sie es ruhig einmal. In den Spiegel schauen brauchen sie ja nicht, sie kennen sich in Ihrem Mund „blind" aus. Sie fühlen wo Sie mit der Zahnbürste gerade sind.

Wenn Sie Ihrem Kind die Zähne putzen:

- Ihr Kind sollte Ihnen gegenüber angelehnt sitzen oder sogar halb schräg liegen, sodass Sie einen symmetrischen Blickkontakt haben.

- Sie putzen Ihrem Kind **mit Ihrer rechten Hand seine Zähne auf der rechten Seite** und mit **Ihrer linken Hand die Zähne auf der linken Seite.**

So kommt eine die Körpermitte kreuzende Bewegung durch Ihren Arm auf das Kind zu, was unbewusst wahrgenommen wird und im Kind den gleichen Impuls auslöst, wie wenn es selbst die Mitte kreuzt. Dieser Effekt geschieht über die sogenannten „Spiegelneuronen". Das sind Gehirnzellen, die über die Nachahmung lernen. Aus dem gleichen Grund greifen Sie natürlich auch hier die Zahnbürste von unten, wie oben beschrieben.

Wenn Ihr Kind alt genug ist und es verstehen kann, dann fordern Sie es auf, die Lippen zu schließen, während Sie die Zähne putzen. Wie oben beschrieben, ist das eine größere feinmotorische Forderung, als wenn „alles" auf ist oder „alles" zu.

Viel Erfolg und Freude mit diesen neuen „Zahnputzideen"!

6.3.6 Kinne Wippchen und andere Lieder

Mit dem größeren Säugling können Sie das im Folgenden beschriebene „Körperspiel" passiv machen und sagen dabei den Spruch „Kinne Wippchen". Das ist immer sehr lustig.

Die Reihenfolge hier im Bild: Wange, Ohr und Auge natürlich jeweils rechts und links.

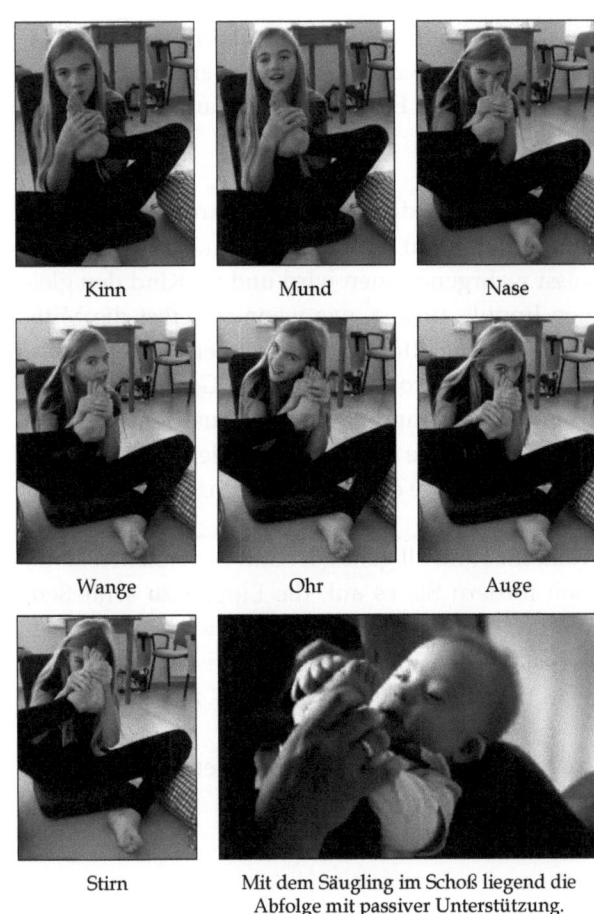

Kinn   Mund   Nase

Wange   Ohr   Auge

Stirn   Mit dem Säugling im Schoß liegend die Abfolge mit passiver Unterstützung.

Die Kindergarten und Schulkinder machen die Bewegungen selbst und zählen dabei laut von 1 bis 10. Das Spiel macht Spaß, fördert die Koordination über die Körpermitte, übt Körperwahrnehmung und verlangt verschiedene Aufgaben „unter einen Hut" zu bringen. Nämlich:

Die Reihenfolge ist auswendig zu wissen und das laute Zählen muss mit der Aktion im Einklang sein. – Wenn das Kind dabei frei im Raum sitzen kann, wird auch noch Gleichgewichtsfähigkeit verlangt.

Zunächst – beim ersten Mal und Kennenlernen – ist das Kind angelehnt! Beide Hände greifen einen Fuß, das Bein wird nach oben gebracht und dann mit dem großen Zeh im Gesicht entsprechend hingetippt. Dabei laut zählen.

Hier noch einige andere Lieder, welche Sie vom kleinen Säuglingsalter bis zum Alter von 3 – 4 Jahren noch anbieten können:

Falls Ihnen die Melodien nicht geläufig sind, hören Sie sie doch bitte auf YouTube an.

Wie das Fähnchen auf dem Turme
sich kann drehn beim Wind und Sturme,
so können sich meine Hände drehn
dass es eine Lust ist anzusehen.

Im Takt der Melodie drehen Sie Ihre Hand oder beide Hände fließend hin und her.

Es war eine Mutter, die hatte vier Kinder.
Den Frühling, den Sommer, den Herbst
und den Winter.
Der Frühling bringt Blumen,
der Sommer den Klee,
Der Herbst der bringt Trauben,
der Winter den Schnee.

Bei „Mutter" den Daumen zeigen, bei den Jahreszeiten jeweils die nächsten Finger.

Andere bekannte Fingerspiele können Sie dem Alter entsprechend anbieten. Wenn Sie selbst keine weiteren kennen – es gibt entzückende Bücher. Stöbern Sie in der Buchhandlung.

7 Über die Autorin

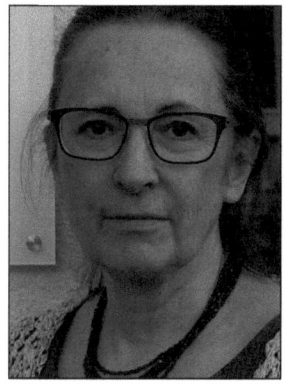

Doris Bartel

1977	Examen zur staatlich geprüften Physiotherapeutin
bis 1982	angestellt in verschiedenen Rehazentren in Deutschland und der Schweiz sowie im Gesundheitszentrum Goddelau
1982 bis 1987	selbstständig in eigener Praxis
1987-1991	freie Mitarbeiterin in einer Kinderarztpraxis
1991 bis 2006	in eigener Praxis
2006	Anerkennung als Heilpraktikerin
seit 2006	in eigener Praxis in Michelstadt

Seit vielen Jahren tätig im In- und europäischen Ausland. Regelmäßige Therapie- und Weiterbildungsarbeit in Österreich. Ausbildungen für Ärzte und Therapeuten. Weiterbildungen für Kinderkrankenschwestern und Hebammen. Weiterbildungen in Rota-Prophylaxe (Rota-Helfer) für medizinische Laien. Vielfältige Vortragstätigkeit und pädagogische Tage in Schulen. Autorin.

8 Quellenverzeichnis

V. Vojta 1975: „Die cerebrale Bewegungsstörungen im Säuglingsalter." 2. neubearbeitete Auflage 1975, Ferdinand Enke Verlag.

D. Beigel 2006: „Flügel und Wurzeln, 3. Aufl. 2006, Verlag: Modernes Lernen Borgmann.

Notizen